◉ 国家新闻出版署 国家中医药管理局『首届全国优秀中医药文化科普图书推荐活动』推荐读物

国学养生丛书

【精华本】

温长路 ◎著

中国中医药出版社

·北京·

图书在版编目（CIP）数据

国学养生丛书：精华本 / 温长路著 . —北京 ： 中国中医药出版社，2023.2

ISBN 978 – 7 – 5132 – 8010 – 5

Ⅰ . ①国… Ⅱ . ①温… Ⅲ . ①养生（中医）—基本知识

Ⅳ . ① R212

中国版本图书馆 CIP 数据核字（2022）第 253492 号

融合出版说明

本书为融合出版物，微信扫描右侧二维码，关注"悦医家中医书院"微信公众号，即可访问相关数字化资源和服务。

中国中医药出版社出版

北京经济技术开发区科创十三街 31 号院二区 8 号楼

邮政编码　100176

传真　010 – 64405721

廊坊市祥丰印刷有限公司印刷

各地新华书店经销

开本 710 × 1000　1/16　印张 12.75　字数 196 千字

2023 年 2 月第 1 版　2023 年 2 月第 1 次印刷

书号　ISBN 978 – 7 – 5132 – 8010 – 5

定价　58.00 元

网址　www.cptcm.com

服 务 热 线　010–64405510

购 书 热 线　010–89535836

维 权 打 假　010–64405753

微信服务号　zgzyycbs

微商城网址　https://kdt.im/LIdUGr

官 方 微 博　http://e.weibo.com/cptcm

淘宝天猫网址　http://zgzyycbs.tmall.com

如有印装质量问题请与本社出版部联系（010 – 64405510）

出版说明

中华民族有着五千年悠久灿烂的文明史，国学是我们民族的生命源泉，记录着我们民族的生命密码。从经史子集到琴棋书画，从中国功夫到民间嬉戏，它们无不打上国学的烙印。中医中药，是根植于中国传统文化之中的一朵奇葩，芳菲可人，幽香传世。文人武士与医，自古结缘，他们以哲学、艺术、武术的慧眼看医，又从医中汲取治国齐家的智慧。这种多学科的融合，铸就了中医学独特的生命基因——国学成为贯通于它机体的命脉。

本书为温长路教授所著《国学养生丛书》的精华选粹。温长路教授作为在国学和中医养生保健领域深有研究的专业学者，站在国学的高度，荟萃我国优秀传统文化中的养生知识，用活泼而又通俗的方式把中国传统文化与养生保健技能、技巧结合起来，使广大读者轻松获得简便实用的养生保健、防病治病知识。

《国学养生丛书》自 2010 年出版以来，所获赞誉不胜枚举，备受行业和读者推崇，影响遍及海内外。此次浓缩丛书 5 本分册的精华，选取大家最耳熟能详的文化语句，带领读者从熟知的语句中解读出不一样的养生内涵。相信本书优美流畅的文笔和润物无声的文化滋养，会使读者在获得养生保健知识的同时，又能获得艺术美的享受。

除了对丛书内容的精选继承之外，在本书中我们还利用融合出版技术，实现传统阅读与现代科技的融合升级，以期带给读者全新的阅读体验。我们针对本书内容策划制作了多种融合出版资源，读者只需一部手机，扫描书中二维码，就能全部畅享。其中有特邀主播录制的有声版，帮助读者解放双手、放松双眼，让学习养生知识与劳作、运动两不误；"悦读·养生圈"则提供了与其他热爱中医养生的读者进行线上交流互动的平台；集互动性和趣味性于一体的中医药知识趣味测试，让读者只需动动手指，就能试一试自己的中医功底深厚程度。为了满足资深中医爱好者的深入学习需求，融合出版资源中还配备了多门优质课程，让纸质书"变厚"，为不同需求的读者提供内容丰富、形式多样的知识服务。

衷心希望广大读者能够享受本书带来的知识文化滋养和全新阅读体验，欢迎各界专家和热心读者提出宝贵的意见和建议，在弘扬中华优秀传统文化和健康养生知识之路上与我们携手同行。

中国中医药出版社
2022 年 12 月

导言

  《国学养生丛书》面世一纪之时，中国中医药出版社决定为其再次推出精华版，实为意想之外的喜事。抚摸新排出来的书章，不禁想起宋代文人欧阳修"鬓华虽改心无改，试把金觥。旧曲重听，犹似当年醉里声"的佳句来，难免有点息息相通的感慨。

  数十载的积累，十二年的磨炼。丛书问世以来，得到的医药卫生及社会各界朋友们的热切关注和支持，令人没齿难忘：钱超尘、张中义、许敬生、张其成等著名教授曾挥笔为之作序作评，称"这是一组非常出色的小品文，医学知识的信息是非常之大的，又有浓厚的文学气息，科学知识与古诗、民俗交织在一起，叙述得娓娓动听，使人既学到了医学知识，又获得了艺术美的享受，在全国都是难得的好作品"（张中义《河南儿童文学大系》前言）。《健康报》《中国中医药报》《中国医药报》《家庭医生报》等业内报刊，曾连续刊登其中的作品；《大众医学》《大众健康》《家庭中医药》《养生月刊》等科普期刊，曾先后开辟专栏；从中央到地方的多家电视台、广播电台，以高频率、快速度的访谈形式轮番播放；各种讲座把它带进大学的教室、中小学的课桌、乡间的土地、部队的军营、社区的讲堂，范围几乎涉及所有省份的诸多地域；腾讯、新浪、搜狐、网易等网络转发的文章更为普遍，快速把它推向更广阔的领域。丛书的出版，也在一定程度上影响和激发了业内一些专家从文化角度研究中医的兴趣，成为不少学者引用、模仿、拓展的模板和对象；甚至被一些投机取巧的文抄公们利用，出现令人唾弃的剽取抄袭现象，也从多个层面反映出他们对这些作品的认可和偏爱。

必须说明的是，丛书的出版得到了党和政府及多个部门的关怀和重视，扩大了它的影响，助推了它的传播：著作出版的当年，国家中医药管理局将其列为专题科研项目、中华中医药学会授予它优秀科普著作奖；2011 年，丛书又亮相"书香中国"上海书展，引起了轰动效应；2012 年，赢得由国家中医药管理局和国家新闻出版署共同举办的新中国成立以来首次"向公众推荐的优秀科普图书"的荣誉；2013 年，上榜《中国中医药报》评选的年度"中医药十大新闻"；2014 年，被国家有关部门指定为"亲情中华"访问团礼品，馈赠给俄罗斯、英国、土耳其等国家的政要、国际友人和我驻外使领馆、华侨……这些支持和荣誉产生的能量，远远超出了这套书本身的价值，为它的传播和推广插上了腾飞的翅膀。

多年来，《国学养生丛书》在不少读者心目中留下了深深的印痕，联系购书、网上评书者时有人在；多家媒体也不时把社会的需求提到前台，延续着不会消失的文化魅力。丛书的策划编辑张立军女士，今年提出对这套丛书出版精华本的建议，得到了出版社领导的高度重视和大力支持，这就有了摆在朋友们面前的这本老书新作的著作。

《国学养生丛书》精华本立足于原著的基调、保持着原著的风格，在继承中融入与时俱进的创新。除了以版式的出新，给读者一幅崭新的面孔外，书中的内容也有部分更新：譬如从动物保护法令出发，去掉了民谣谚语中的《穿山甲王不留，妇人吃了乳汁流》；从语境变化的源流出发，在俗言俚语中增加了"流传示例"内容等。

《国学养生丛书》精华本，着眼于"精"，是对《民俗风情话养生》《民谣谚语话养生》《俗言俚语话养生》《民歌诗词话养生》《成语典故话养生》5 本书的浓缩。一书在手，即可目睹国学对这些领域的影响和具有中医特质的相关知识。

民俗风情与健康养生。民俗风情，是一定社会和生产力条件下的产物，在历史的沿革和前进过程中，始终传播着正义、友爱、自重、勤俭、诚实、团结的主题，起着维系民族传统、规范社会行为、教育子孙后代、保持社会安定、推动历史前进的作用。民俗中所表现出的所有内容，差不多都能找到与健康问题联系的纵横脉络。对民俗风情与健康养生关系的探讨，是增加人们文化自信和文化自觉的重要途径。

民谣谚语与健康养生。"欲探风雅之奥者，不妨先向谣谚之途。"（清·杜文澜《古谣谚》序）民谣谚语，多数是人民群众长期生活和斗争经验中总结出的"现成话"，是用简单、通俗的话来表达深刻道理的工具。其中医学谣谚中的大部分内容，曾经为中华民族的繁衍昌盛做出过重要贡献，至今仍不失为防病治病的有效方法之一，实践证明了它所特有的人民性、实用性、科学性、延续性和生命力。

俗言俚语与健康养生。俗言俚语，不仅是具有通俗的、大众的、约定俗成的俚俗之语，而且含有丰厚的民俗学意义。有关医药卫生的俗语，内容广、范围大、数量多，几乎囊括了中医学的病因、病机、药物、治则、治法、宜忌等方方面面和预防、治疗、康复的整个链带体系。长期、反复的传播、创新、完善、发展，使之成为广大民众直接掌握的战胜疾病、增进健康的法宝之一，成为医学与社会、民众与健康关系交融的重要纽带。

民歌诗词与健康养生。民歌诗词，是人类发展史上最古老、最基本的文学表现形式之一，是社会发展进步的真实记录和缩影。它具有强烈的民族精神、民族意识、民族性格、民族心理素质和民族审美情趣等丰厚内涵，是劳动人民求生存过程中所从事活动在艺术领域里的反映，是艺术的主要源泉。民歌诗词中包含着诸多与健康养生有直接或间接联系的内容，成为丰富医学科学内容和医学行为的延伸。

成语典故与健康养生。成语典故，是中国语言文化中的精华。成语是长期沿用、约定成俗，具有固定结构形式、组成成分和特定含义、特定功能的定型词组或短句；典故是从前人记录或创造的历史故事及诗词名句中凝练出的具有相对固定意义的成语。作为与人类生命、生存、生活休戚相关的医学，自然是成语典故产生的重要源头，医学与社会、社会与医学的相互渗透、交叉，在成语典故中打下了深刻的烙印。

笔者的这套书，基调还是属于俗文化研究范畴的。这是因为，这项研究是笔者一生的追求，也可能与本人是穷苦出身的俗人有直接关系。从青少年时代开始的对俗语的收集，到后来医学科普创作的开始和坚持，基本都是围绕着"俗"的这条线展开的。传统的继承和回归，离不开俗文化这条根，雅文化的形成与发展离不开俗文化这潭水。俗文化与雅文化，是同一条藤上的果，无法也不能绝对割裂开来。正像不少雅文化中始终保留着大量的俗文化元素一样，不少俗文化也逐渐演化为韵味十足的雅文化了。中医药文化的传播和知识的普及，需要的是雅俗共赏：用雅来表现它固守学术本质的一面，用俗来表达它接续地气的特点。这是需要人们以终身的努力下大功夫、苦功夫、细功夫去实践、去探索、去承担的历史使命。

《国学养生丛书》精华本推出的兴奋之余，写上这些话，与出版社的编辑们、业界的同仁们和社会各界的读者朋友们共勉。

2022 年 12 月 9 日　北京

微信扫描二维码
获取精彩数字资源
- 畅听有声版本
- 线上中医课堂
- 中医趣味测试
- 悦读·养生圈

目录

民俗风情与健康养生

　　民俗风情，起着维系民族传统、规范社会行为、教育子孙后代、保持社会安定、推动历史前进的作用。对民俗风情与健康养生关系的探讨，是增加人们文化自信和文化自觉的重要途径。

民谣谚语与健康养生

医学谣谚中的许多内容，至今仍不失为防病治病的有效方法。实践证明了它所特有的人民性、实用性、科学性、延续性和生命力。

俗言俚语与健康养生

有关医药卫生的俗语几乎囊括了中医学的方方面面，是广大民众直接掌握的战胜疾病、增进健康的法宝之一，成为医学与社会、民众与健康关系交融的重要纽带。

民歌诗词与健康养生

　　民歌诗词，是人类发展史上最古老、最基本的文学表现形式之一，是社会发展进步的真实记录和缩影。民歌诗词中包含着诸多与健康养生有联系的内容，成为医学思想和医疗行为的延伸。

成语典故与健康养生

作为与人类生命、生存、生活休戚相关的医学，是成语典故产生的重要源头，医学与社会的相互渗透、交叉，在成语典故中打下了深刻的烙印。

民俗风情与健康养生

立春为何吃"五辛盘"

扫码听书

民俗原委

立春吃"五辛盘"（亦称"春盘"），是古人在立春之日以蔬菜、水果、饼饵盛于盘中馈赠亲友的习俗。晋代《风土记》中说："元日造五辛盘"，"五辛所以发五脏气，即大蒜、小蒜、韭菜、芸苔、胡荽是也"。吃"五辛"，迎新春，用的是"辛"与"新"的谐音，却很少有人去深究其中的医学道理。

❂ 养生启示 ◆◆◆

南宋周密在《武林旧事》中记载，皇宫中的春盘"翠缕红丝，金鸡玉燕，备极精巧，每盘值万钱"。元代契丹人耶律楚材有一首诗是专门写春盘的，诗中写道："昨朝春日偶然忘，试作春盘我一尝。木案初开银线乱，砂瓶煮熟藕丝长。匀和豌豆揉葱白，细剪蒌蒿点韭黄。也与何曾同是饱，区区何必待膏粱。"他诗中提到春盘（木案）的内容就有粉丝（银线）、藕丝、豌豆、葱白、蒌蒿、韭黄等菜蔬，可真够丰富了。

古人立春吃"五辛盘"的习俗，除去其象征性的吉利意义之外，还包含有深刻的科学道理。立春之后，阴消阳长，被压抑了一个冬天的植物开始萌发，人体也需要尽情舒展一下了。聪明的祖先选用辛味食物运行气血、发散邪气，对于养阳和调动机体正气、保证机体健康和季节性防疫，都是有积极作用的。

❧ 五味的生活

从"五辛盘"我们联想到辛、甘、酸、苦、咸五味，这是中医学基于五行学说对食物和药物滋味属性的归纳和认识。《周礼·天官》中说的"以酸养骨，以辛养筋，以咸养脉，以苦养气，以甘养肉"的五味功能和《黄帝内经》中总结出的辛散、酸收、甘缓、苦坚、咸软的基本属性，一直作为我国人民饮食保健和药物治病的理论指导。根据这一理论，辛味具有发散、行气、行血的功能，如麻黄、薄荷、木香、红花之类。具有芳香气味的花椒、苍术、肉桂等也归入辛味，并赋予了它们辟秽、化湿、开窍的作用。甘味具有补益、缓和、折中、止痛、解毒的功能，如人参、熟地、甘草、饴糖、大枣之属。酸味以收敛固涩为本，如山茱萸、五味子、乌梅等，具有治疗久泻、久痢、久咳、多汗、遗精、遗尿、脱肛、子宫脱垂诸症的功能。苦味或泄或燥，含义颇广，像泻下通便的大黄、降泄肺气的杏仁、清泄热火的栀子，都是属于"泄"一类功能的运用。而"燥"的功能是针对湿证而设的，或治疗寒湿之证，用苍术、厚朴一类温性的苦燥药；或治疗湿热之证，用黄连、黄柏一类寒性的苦燥药。咸味以软坚散结和泻下为功，如治疗瘿瘤、结核、包块的海藻、昆布，治疗大便干结不通的芒硝等。实际上，五味之外尚有涩味、淡味等滋味的食物和药物，习惯上只说五味，而分别把它们归属到酸味、甘味中去了。

❦ 辛味的保健功能

我国历代医家对辛味药物的运用多有心得，有不少还形成了独特的风格，能得心应手治疗多种疾病。医圣张仲景在《伤寒论》中创立的半夏泻心汤（半夏、干姜、黄芩、黄连、人参、甘草、大枣）被后世公认为是辛开苦降的代表方，对调和脾胃、消除胃肠道炎症的作用尤为显著。生活中最常见的感冒，也是以辛味药物为主进行治疗的，不管是发散风寒的辛温药还是发散风热的辛凉药，都离不开"辛味"这个主题。在中医药院校的《中药学》教材中，属于辛味的，占全部收录药物的近1/3，可见它在临床运用中占有的地位。至于以辛味药物为主药的方剂更不胜枚举，如治疗感冒的麻黄汤、桂枝汤、香苏散，治疗湿阻中焦的藿香正气散、平胃散、二妙散、三仁汤，治疗阳虚畏寒的四逆汤、理中丸、右归丸、二姜丸，治疗气滞作痛的天台乌药散、青皮丸、木香槟榔丸、柴胡疏肝散，治疗血瘀不行的生化汤、菖蒲郁金汤、姜黄散、活络效灵丹，治疗神昏闭窍的苏合香丸、六神丸、安宫牛黄丸、樟脑散等，无不是以辛味药物为将为帅的。

由于药食同源的关系，许多中药同时又是常吃的食物，所以民间对辛味药物、食物的运用也创造和积累了许多经验。民谚"冬吃萝卜夏吃姜，不劳医生开药方"，就是群众运用辛味防病治病的经验写照。此外，用葱头熨肚脐、生姜熬汤、薄荷泡茶防治各种感冒，用烧酒或辣椒汤驱逐寒气，用苍术、细辛做香袋避疫疠之气，用红花酒活血行血等，也都是民间对辛味的具体运用，充分体现了中医药深厚的群众基础。

春节年糕市场俏

扫码听书

民俗原委

据《帝京景物略》一书记载："正月元旦，夙兴盥漱，啖黍糕，曰'年年高'。"春节吃年糕，是因为"糕"与"高"同音，盼的是"年年升，步步高"。春节年年过，年糕常常吃。人们期望能"年年高、步步高、节节高"的想法要成为现实，还是要靠每个人的不懈努力。天上既不会掉下馅饼来，人也不会凭空飞到高处去的。

❁ 养生启示

年糕在我国的历史源远流长，《周礼》中已有"糗饵粉餈"的记载。"饵"，就是用稻米、黍米粉蒸成的糕。之后，历代都有以"饵"命名或直呼为"糕"的食品，说明"糕"已经在生活中逐渐普及了。如汉魏时期的"蓬饵"、隋唐时期的"龙凤糕"等，均小有名气。周密的《武林旧事》中记载有19种之多，分别是糖糕、蜜糕、栗糕、麦糕、豆糕、花糕、糍糕、雪糕、小甑糕、粟糕、蒸糖糕、生糖糕、蜂糖糕、线糕、闲炊糕、乾糕、乳糕、社糕、重阳糕。

最早倡食吃年糕，是在每年的"重阳节"，九九"登高"，故此食"糕"。后来，人们把它和"年"连在了一起，就逐渐演化为春节吃年糕了。食年糕之风不仅北方有之，南方更盛。起码在近代，南方年糕无论品种还是吃法上都不断创新，成了春节家宴上一道别致的风景线，这可能与南方人以食米为主有关。就是目前北方的一些品种和吃法，也多是从江南引进或受到南方影响和启发的。

❖ 年糕的营养在大米

年糕的原料是黍、稻之类，而它们都富含各种营养素，为人体提供必要的热量和养分。如大米除主要成分淀粉外，尚含有蛋白质、脂肪、维生素 B 族和多种微量元素等，均是机体生长必不可少的原料。作为南方广大地区的主食，几千年来它成功地养育了一方子民。从医药学角度来说，它味甘性温，具补脾健胃、强肌壮体之功，一直被列为药中之上品，是中医食疗中多种"药粥"的基质。医圣张仲景用它扶正，方如"白虎汤"，主治壮热口渴、汗出面赤、心烦气盛、脉象洪大的实热亢盛之证。在仅有石膏、知母、粳米、甘草 4 味药的处方中，它就占去了一席之地。家居江南的李时珍对糕认识更切，还在《本草纲目》中为它写了专门条目，说："糕以黍、糯合粳米粉蒸成，状如凝膏也。"

年糕的吃法颇多，蒸食、煮食、炒食、炸食，都会令人喜爱。还可把年糕放在各种高汤中食用，别是一番风味。有美食家评价年糕说，它入荤随荤，入素随素，可作主食，可为菜肴，既是吉祥的节日食品，又是理想的家庭便餐。

❖ 年糕的吃法有考究

年糕醇厚不腻，质软可口，但其黏性大，附着性强，食用还是应当讲求科学的。一般说来，应采取与其他食品互相搭配的食用方法，达到品种多样、优势互补的目的，使机体更有效地吸收利用。对于消化功能衰退的老人和机能尚未完备的儿童，应限量食用，还要随时警惕食用时发生哽噎的问题。1999 年春节，日本国有 10 位 62～96 岁的高龄老人因食年糕被噎死。我国也有类似的个案报道，只是没有这方面的详细统计。造成这种悲剧，主要是因为老人咽喉部黏膜萎缩，感觉迟钝，食道蠕动能力减弱，加之年糕的特殊性状的缘故。当然，食用黏性食品这种情况也会发生。无知的儿童因食用年糕不当而致哽噎的后果更惨，由于他们的不合作和现场缺乏医疗条件进行及时处理等，几乎没有生存的希望。我们这样说，既不是故意骇人听闻，也不是提倡因噎废食，而是希望引起对这一问题的重视。吃饭要讲科学，绝不能理解为仅仅是张开口就能完成的简单动作。

元宵圆圆寄团圆

民俗原委

正月十五闹元宵，元宵节，又称"上元节""灯节"，是农历新年的高潮，也是一年中最热闹的时候。元宵节这天，全国从城市到农村，自白天至夜晚，时时处处呈现一片热闹场面。民间把这一系列喜庆活动称为"闹元宵"，"闹"就是玩、耍，寓"尽情"之意于其中。男女老幼，人的海洋；载歌载舞，笑的世界。据说这是起源于汉文帝时期的事，是对扫除吕氏政权、国家再现太平景象的庆贺。后世这一节日规模越搞越大、活动形式越来越多，与历代统治者接受这一启示，力图表现与民同乐、粉饰天下太平的思想有关。因正月又称"元月"，夜晚观灯是活动的高潮，"夜"同"宵"，故就有了"元宵节"之说。

❈ 养生启示

元宵成为近代的形态，是宋代之后的事。宋人陈达叟在"团团秣粉，点点麻霜，浴以沉水，清且甘香"诗中所描述的原料、形状、味道、特点和食用方法，与近代的元宵基本上是一致的。元宵浑浑圆圆，是"团圆"的象征，南宋周必大在煮元宵诗中写的"今夕知何夕，团圆事事同"，一语双关，直说元宵之外也说出了这层象征的含义。

中国的传统节日除玩之外，就是在"吃"上做文章，几乎每个节日都有代表性食品。元宵节自然也不例外，于是就有了代表这个节日的特色食品"元宵"。

千变万化的元宵

我国元宵的品种很多，既反映了辽阔地域中各地的不同民俗，也表现出了中国人在饮食文化上的新奇创意和精深造诣。京津一带以白糖、果仁之类为馅的甜味元宵，江浙一带以猪油、火腿之类为馅的咸味元宵，构成了它的两大体系。如今的元宵花样更多，甜味的如山楂、桂花、玫瑰、芝麻、核桃仁、豆沙、枣泥、奶油、巧克力等，咸味的囊括了肉蛋鱼菜中数不清的品种，真使人无法尽尝。吃法上也由水煮发展为油炸、笼蒸、箱烤、拔丝等多种形式，让人爱不释口。元宵不再是宋代诗人姜白石笔下"贵客钩帘看御街，市中珍品一时来"的"珍品"，而成了寻常百姓一年四季随时可餐的家常便食。

元宵的面料有糯米、黏高粱等众多种类，以糯米粉较为普遍。做法上有用米粉和匀团成的，也有用吊浆粉包成的，以前第一种形式比较多见。有诗"捻将玉臂镂心巧，团就银球运掌多"，"见得家家滴粉好，试灯风里卖元宵"，是专门描写这两种制作方法的。也有一种不包馅的实心小汤圆，小巧玲珑，形如珍珠，煮食时在汤中加入米酒、桂花酱、金橘等配料，别具一番风味。

适量食元宵，滋养补虚

元宵对人体有滋养保健作用，是一种高热量的食品，这与它的面料和馅的原料有关。

元宵的面料糯米又称"江米""元米"，为"脾之谷"，主要营养成分是蛋白质、脂肪、碳水化合物和硫胺素、核黄素、烟酸及钙、磷、铁等微量元素。同时它还具有补中益气的药用功能，对消渴尿多、自汗、泄泻的治疗有效。在中医古籍中，《本草纲目》用它治自汗不止、虚劳不足，《三因极一病证方论》用它治三消渴利，《经验良方》用它治下痢口噤，《摄生方》用它治腰痛，《圣惠方》用它治胎动不安、时时腹痛，《普济方》用它治小儿头疮及肥疮疮。李时珍综合各家之说，总结了它"暖脾胃，止虚寒泻痢，缩小便，收自汗，发痘疮"的五大功劳。但多食或食之不当并非无弊，《本草纲目》认为它"性温，酿酒则热，熬饧尤甚"。《本经逢原》说，如用它"作糕饼，性难运化，病人莫食"。

元宵馅中的食糖，是机体热量的主要来源，脑的正常思维，心、肝、肾等重要脏器功能的发挥等，无不与糖有密切关系。同时食糖也具有益气、缓中、化食的作用，对脾胃虚弱、中气不足、腹痛厌食、疮疡溃烂等症有防治或辅助治疗效果。但过多食用含糖量较高的食品（包括元宵在内）会出现胃酸分泌增多、腹胀等不良感觉，也会导致儿童龋齿、近视、疮疖感染、身体发胖等多发。

元宵把主副食巧妙团为一体，食元宵喝汤又有"原汤化原食"之长。节日吃出点祥和气氛，平时间或换换口味，也不失为一种对饮食美的品味。

端午节与夏日防疫

民俗原委

端午节是我国民间传统的三大节日之一，与春节、中秋二节齐名，史书上也有称"端阳节""重午节"的。各地围绕这一节日的习俗很多，其中最普遍的就是龙舟竞渡、吃粽子、门楣插艾和在身上涂雄黄酒等，大多数内容与夏日防病有关。

✪ 养生启示 ━━━ ◀◀◀

　　按照时令，端午节处于小满与夏至之间，为夏节。此时自然界阴阳交替，正是多种传染病的发病高峰。采取必要的措施进行季节性防疫，符合中医"治未病"的原则。

◆ 端午防病，节日主题

　　关于端午习俗与夏日防疫的关系，古人的认识是科学的和超前的。比如吃粽子一事，周处认为是顺应节气，"取阴阳相尚相包裹未分散之时象"。宗懔认为是"以避水厄"。竞龙舟是适于五月进行的民间娱乐活动，有强身健体、愉悦身心的效果。插艾叶"以禳毒气"（《荆楚岁时记》），"渍酒以菖蒲，插门以艾，涂耳鼻以雄黄，曰避虫毒"（《帝京景物略》）。从古人的这些说法中可以看出，端午节风俗中大多活动都与仲夏时令有关，包含着科学的防病灭灾道理。在长期的生活实践中，古人发现：当季节变化或环境改变之时，人的机体不能一下子适应变化了的情况，各种疾病很容易发生，而采取一些必要的防范措施确有避免和减少疾病发生的可能。生活中的经验逐渐成了传统，并约定成俗。但限于科学水平和人们认识能力的限制，对许多问题还无法作出准确的解释，巫医就利用人们本来就有的对鬼神的信仰，掺入了"神灵"的说教，给这些原本接近科学道理的习俗打上了带有浓厚封建迷信色彩的烙印。正本清源，有必要对这些问题说个明白，还事物本来纯洁之面貌；去伪存真，很容易看到这些民俗中的朴实光华，让它们更好地为人类健康服务。

◆ 端午习俗，可褒可贬

　　菖蒲酒，不仅在民间早有习用，就是在古代皇室中也是有特殊身价的，清宫医案中慈禧和光绪服用以菖蒲为主药配制的"长春益寿膏""延龄益寿膏"等延年益寿药最多。菖蒲的这一作用起码在唐代以前就被充分认识和运用了，文学家韩愈的《进学解》中就有"以昌阳引年"的话。这里的"昌阳"，就是菖蒲，因古时以一寸九节者为上品，故又名"九节菖蒲"。其主要作用是化痰开窍、利湿和中。化痰去百病之源，开窍使耳聪目明，和中能增进食欲，利湿以轻身健体。诸功合用，对延年益寿会有一定帮助。《道藏》中有"菖蒲传"一卷，书中说坚持以酒送服菖蒲丸，一个月消食，二个月痰除，五年骨髓充、颜色泽、白发黑、落齿更生。尽管这种说法可能有些夸大，但适量饮用菖蒲酒对身体有益的确是事实。"端阳"崇"昌阳"，恐怕还有使阳生、阳昌的吉意，这符合中国古文化的特色。

关于插艾叶，明代诗人庄昶在"蓬莱宫中悬艾虎，舟满龙池竟萧鼓"的诗句中有过吟咏，那是说景致的。与他同时代的李时珍在《本草纲目》中也说过"五月五日鸡未鸣时，采艾似人形者揽而取之，收以灸病甚验，是日采艾为人形，悬于户上，可禳毒气"的一席话，这是说用途的。作为中药，艾有调理气血、驱逐寒邪、温通经脉、安固胞胎、止血止带的用途，是治疗心腹冷痛、久痢久泻、吐血衄血、崩漏带下、胎动不安、痈疡疥癣的常用药，习惯上以汤阴产的北艾、蕲春产的蕲艾和四明产的海艾为上品。以艾为灸，是艾的上述作用与针的作用的综合，对治疗相关疾病效果不错，古有艾入药"通十二经脉"、灸用"治百病"的赞语。五月鲜艾，长势正盛，气味刺鼻，用其驱蚊杀菌确有一定效果，这也是被现代药理研究肯定了的。

关于用雄黄酒，民间习用之风本已不可收，戏曲《白蛇传》中白娘子端午喝雄黄酒现蛇形的渲染，使它更有了市场。雄黄解毒杀虫之功历代医籍多有记述，自《神农本草经》至近代研究运用的结果都是持肯定态度的。但它主要的作用是疗外伤的，无论是消痈止痛的醒消丸、治疮痒疥癣的二味拔毒散、治诸疮发毒的生肉神异膏，还是治破伤风的发表雄黄散、治积年冷瘘的雄黄膏、治大麻风的雄漆丸，都直接或间接地连着外科。治内科疾病运用比较慎重，用量严格控制在0.3～0.9克之内，均研粉加入丸、散之剂。雄黄的主要成分是硫化砷，分解氧化后成为剧毒的三氧化二砷，运用不当会引起中毒，乃至致命。因此，不仅雄黄酒不能饮，在身上搽雄黄也是很危险的举动。因为雄黄可以被皮肤直接吸收，反复或大面积搽涂照样会引起中毒。对雄黄杀虫解毒的功能要正确认识、科学运用，万不可无端以俗为据而盲从使用的。

五花八门中国面

民俗原委

　　生日吃面条，是我国许多地方的风俗。它拉得长、扯不断，象征生生不息和健康长寿。在我国北方广大地区，面条又是生活中的俗物，天天有、天天见、天天吃，还天天想吃。

❈ 养生启示

　　面条，源于我国汉代，原称"汤饼"。"汤"乃开水，"饼"者"并也"。汤饼意为把松散的面粉糅合在一起煮而食之，故又有"煮饼""水溲饼""汤玉"之称。它或片，或条，或块，是用手托起面团拉扯而成的，起初没有固定的形状。魏晋时期，擀面杖出现，再不用以手托面团拉扯了，故就有了"不托""馎托""面条"的名称了。隋唐以后，面条的品种有增，冷淘非常吃香。宋元以后，面条的品种又增，不仅有了挂面，而且出现了三鲜面、炒鸡面等。

　　面条的品种繁多，这从明代蒋一葵《长安客话》的记述中可窥之一二："水泡而食者皆为汤饼。今蝴蝶面、水滑面、切面、挂面、饸饹、拨鱼、冷淘、温淘之类也。"《帝京岁时纪胜》中有赞语说，面条"乃都门之美品，爽口适宜，天下无比"。

◆ 运动员要吃面条

　　面条与健康的关系自然是提供营养，它的主要原料是小麦加工成的面粉，含有丰富的蛋白质、碳水化合物、脂肪、维生素 B 族和多种微量元素，是人体热量的主要来源。加之吃面条的配料是肉蛋类或新鲜蔬菜，其中含的多种维生素和其他营养物质又可成为面食不足成分的补充，使面条成为主、副食结合一体的理想食物。有人以为"吃面条会发胖"，而不敢多食，事实上恰恰相反。它含的碳水化合物在人体的消化过程较慢，可连续不断向机体释放能量。因此，从消化快慢来说，常食面条有减肥作用。许多国家规定把面条作为运动员的食品，以增强他们的体能和耐力。在美国，游泳队员、羽毛球队员的主食中都有面条；在瑞士，知名的沃韦篮球队在比赛开战前队员必须吃两天面条。意大利是欧洲的"面条之乡"，面条的品种就有 40 多种，并配以各种菜肴，原汁原味，远近闻名。在欧美一些原先对面条存有偏见的国家里，现在也逐渐兴起了"面条热"，连许多咖啡馆都增加了面条的供应。还有华侨把吃面条和当地的传统名菜鹅肝、鲑鱼、鱼子酱、牛肝菌结合起来，创造了中西合璧之餐，使面条的味道更加鲜美。有的华侨饭店还在当地开办面条制作讲习班，专门讲授并演示中国面条的制法，使不少外国人边吃边喊"OK"！ 2007 年初，中国食品科技学会和世界拉面协会中国分会在北京以具有中国餐饮特征的"红筷子"为标志，推出"面食文化与营养"科普宣传活动，以宣传和发扬我国传统饮食中重视蔬菜、五谷摄入，低温烹饪等健康饮食习惯，弘扬传统健康饮食文化，促进我国食品业健康发展和公众营养提升。

生日吃长寿面的习俗据考开始于唐代，《新唐书·王皇后传》中有"阿忠脱紫半臂，易斗面为生日汤饼"的说法。它是从皇室传入民间的，面条之形状又"长"又"瘦"，取"长寿"之意。夏至节也有吃面条的风俗，民谚"冬至馄饨夏至面"说得清楚。不过，吃的是冷面，古称"冷淘"的。《帝京岁时纪胜》中有具体记载："是日，家家俱食冷淘面，即俗说过水面也。"可见，面条的种类早就比较多了。

诱人的蔬菜面条

面条与医药的联系是中国的特色，人们巧妙地把各种具有营养、防病、治病作用的树叶、野菜、家蔬的汁液和入面中，做成具有各种功能的"绿色面条"，让人们在享受美味的同时获得额外的保健。这种面条在唐代就有，杜甫《槐叶冷淘》一诗中"青青高槐叶，采掇付中厨。新面来近世，汁滓宛相俱"说的"槐叶冷面"，就是中国古代绿色面条的一种。除了普通面条的作用之外，槐叶具有"除霍乱烦闷，祛肠风痔疾"的功效，自然就更受欢迎了。其他常食的还有菠菜面条、苋菜面条、柳絮面条、西红柿面条等，可以根据不同的需要配入寒、热、温、凉不同性质的植物汁液，使其发挥不同的营养保健和治病疗疾作用。中医的"辨证施治"思想，在吃面条中也有体现，不过在这里叫"辨证施吃"可能更为合适。

"杂此青青色，芳香敌兰荪"。美哉面条，中国的绿色食品！

只将食粥致神仙

扫码听书

民俗原委

　　农历十二月初八，俗称"腊八"。这一天，几乎家家都要吃一顿由多种谷豆果蔬混合做成的粥，这就是"腊八粥"。吃"腊八粥"是古时的盛事，吃粥不仅是一种象征，而且是极富营养的。

养生启示

　　关于"腊八"的说法很多，比较统一的是与佛教有关。如《梵天庐丛录》说："十二月初八，为腊八，僧尼每先日令比丘出募米粟，谓之'化腊八'。是日民家皆煮为食，杂以果品，奢俭各殊。"据说，这一天是佛祖释迦牟尼成道之日，佛家集百家粮为粥作为纪念。后来这一做法传入民间，并形成了代代相传的习俗。现在北京雍和宫中还保存一口直径2米、深1.5米的大铜锅，传说是当年专门为清皇室和文武百官熬粥用的。

　　从营养学角度看，寒冬腊月之际吃一顿内容如此丰富的热粥，既可由兴致刺激起食欲来，又能增加机体热量，起到暖胃消寒的作用，应该说是一件快事。粥内多种谷豆果蔬共煮，可以起到互补作用。其中构成蛋白质的多种氨基酸齐全，各种维生素、脂肪及矿物质钙、磷、铁含量丰富，对健康的益处是不言而喻的。

粥是神仙物

由腊八粥联想到食粥，粥在我国人民的心目中似乎是再平常不过的食物了。根据《礼记·月令》中"养衰老，授几杖，行糜粥"的记载，食粥在我国已有几千年的历史。古时对粥的做法也十分讲究，《随园食单》中说："见水不见米，非粥也；见米不见水，非粥也"，"水米融洽，柔腻如一而后，谓之粥"。这"融洽"，反映的是一种工艺；这"柔腻"，包含的是一种效果。中医还根据季节、气候和人的体质特点，在粥中配入各种不同的药物，使它成为独具特色的"药粥"，这不能不说是一种创造。明代医药学家李时珍在他的《本草纲目》中收录粥62种，清代的黄云鹤则专著《粥谱》一书，把200多种药粥分为6类详加介绍。文人爱粥、咏粥的也不乏其人，大文豪苏东坡喜食花鸡粥，书法家柳公权爱吃绿豆粥。陆游则爱粥成性，并多有吟咏，其中"世人个个学长年，不悟长年在目前。我得宛丘平易法，只将食粥致神仙"，算得上是食粥的名作了。粥容易吸收、消化，饱腹是人人皆知的表象，补脾胃、益气血、强体魄则是其内在的医疗保健之功。著名医家王士雄在他的著作中强调说："病人、产妇，粥养最宜"，"粥为天下之第一补物"。

腊八粥的内容，《燕京岁时记》中记得明白："用黄米、白米、江米、小米、菱角米、栗子、红豇豆、去皮枣泥等，合水煮熟，外用染红桃仁、杏仁、瓜子、花生、榛穰、松子及白糖、红糖、琐琐葡萄，以作点染。"由于南北方食俗和爱好不一，实际上腊八粥的内容是五花八门、没有定式的。特别是到了近代，它完全变成一种意义上的象征了。

药粥健人

"药粥"作为中医食疗的一种，以食助药，以药助食，有亦食亦药之效。作为中医防病疗疾的一个组成部分，它的内容完全是按照中医的基本理论原则进行设计的。因此，运用药粥，既要按阴阳、气血、寒热、虚实进行辨证，又要因人、因时、因地决定配伍。就四季而论，春天乍寒乍暖，应以养阳为主，可用"肉苁蓉粥""核桃仁粥"；夏天酷暑难熬，应以清暑为主，可用"绿豆粥""滑石粥"；秋天气候干燥，应以滋阴为主，可用"百合粥""桑椹粥"；冬天寒流滚滚，应以保暖为主，可用"羊肉粥""人参粥"。就五脏气血特点而言，心气不足，可用"茯苓粥"；心血不足，可用"龙眼粥"。肝血不足，可用"枸杞粥"；肝气不疏，可用"陈皮粥"。脾阳不振，可用"吴萸粥"；脾阴不足，可用"山药粥"。肺气不足，可用"黄芪粥"；肺阴不足，可用"雪梨粥"。肾气不足，可用"胎盘粥"；肾阴不足，可用"甲鱼粥"。药粥品种繁多，实难尽述。有兴趣的读者，可查阅有关书籍，或在医生指导下制定与自己身体、病情相适应的配方。

食粥是我国特色，中药是我国法宝。平常食粥，是一种饮食形式；腊八食粥，有一种特别情趣；服食药粥，则又增添了一道防病疗疾的风景线。我说的这些都是平常的道理，只不过我们没有去认真总结罢了。

葫芦连着医和药

扫码听书

民俗原委

迎春"悬葫芦"是华北一些地区的民俗，意在驱逐邪气、祈求平安。把葫芦与健康联系在一起，不是没有根据的。

养生启示

相传，东汉的费长房见一卖药的老翁身背葫芦游走四方，不仅医人效果好，而且自己能从葫芦中出来进去。于是，他就拜老者为师，后来也成了名医。

葫芦最初是作为用具出现的，因为它内部干燥，又易于密闭，将粉碎过的药材放在其中具有防潮、避光和保持药味不挥发的特点，故很早就成为药具。后来，葫芦逐渐成了古代"医药"的代名词。因葫芦又名"壶卢"，故"悬壶"就成了执业医生的自称。民俗中的迎春"悬葫芦"虽是一种美好愿望的象征，同时也说明了人们早已对药与防病的关系有了相当高水平的认识。

葫芦是清淡的果蔬

葫芦是又药又食之物，是我国南北各地庭院中种植比较普遍的一种攀缘草本植物。它的别名众多，在《说文》和《论语》中被称为"匏瓜"，《诗经》中称为"匏"，《鹖冠子》中称为"壶"，《唐本草》《滇南本草》等典籍中称为"甜瓠蒌""瓠匏""腰舟""葫芦瓜"等。习惯上，入药时称"壶卢"，做菜时称"葫芦"，并且得到了现代药典和植物谱的认同。葫芦味甘、淡，性平，非常适宜作为蔬菜食用，无论寒热体质均可食之。食法上，除烧菜作汤外，还可绞汁饮用。它的主要成分是葡萄糖、戊聚糖、胡萝卜素、维生素 B 族和维生素 C，其利尿作用的可靠性已被动物试验证明，并有轻微的致泻作用。临床还有用它治疗肝病黄疸腹水、晚期血吸虫病腹水、肾炎和心脏病水气浮肿的，均有比较满意的疗效。患有上述疾病的，可按照中医的原则"辨证施吃"，以食疗的方法既获得治疗又享受美味。

葫芦还有绿化、美化环境的作用，易种易活，管理程序简单。扯棚上架，还有乘凉和观赏的效果，可作为庭院垂直绿化的优选品种。

葫芦是利水的药物

作为药用，主要是葫芦成熟而未老的果实。它具有利水通淋之功，对水肿、腹胀、黄疸、淋病的治疗均有效果。这些功能，古医籍中分别都有记载，如《饮膳正要》说它"主消水肿，益气"。《备急千金要方》说它"主消渴，恶疮，鼻中肉烂痛"。《日华子本草》说它"除烦，治心热，利小肠，润心肺，治石淋"。《滇南本草》说它"利水道，通淋，除心肺烦热"。《本草再新》说它"利水，治腹胀、黄疸"。《陆川本草》说它"润肺，治肺燥咳嗽"。

葫芦的老熟果皮"陈壶卢瓢"和种子"壶卢子"也供药用，前者是治疗水肿、鼓胀、痔漏下血、带下的药物，可单味煎汤或配入复方中使用；外用烧灰，还可治疗汤火灼伤。后者有治齿龈肿痛、齿根裸露、齿摇不固的作用，与牛膝同用，煎水含漱。也有用它治疗肺炎、阑尾炎的报道，对其消炎、润肠作用持肯定态度。

要提醒读者的是，中药饮片中有名"葫芦七""葫芦茶""葫芦茶根"的，它们虽以"葫芦"冠名，却与葫芦的科属、功用毫无瓜葛，千万不可误用。葫芦七属多年生菊科草本植物，是理气、活血、止痛和止咳祛痰的药物，主要用于跌打损伤、腰腿痛、咳嗽气喘、肺痈咯血的治疗。葫芦茶属生长于南方的豆科半灌木，是清热、利湿、消滞、杀虫的药物，主要用于对感冒、咽痛、痢疾、肠炎、钩虫病、疥疮和风湿性关节炎的治疗。葫芦茶根是葫芦茶的地下根茎，有清热解毒之效，可作为风热咳嗽、肺痈、黄疸、骨结核的治疗药。

小儿洗澡的学问

扫码听书

民俗原委

　　婴儿出生的第三天叫"三朝"，北方一些地区要给孩子洗第一次澡，称为"洗三"。古俗讲究很多，对洗澡盆、洗澡水、主持洗澡的人都有要求。洗澡盆，一般用铜盆。洗澡水，要用艾叶、槐枝熬开的水，取名"长寿汤"，说此水可"灭毒祛病"，使孩子日后身体健康。洗澡的人，要选德高望重的中老年妇女。洗澡时，一边洗还要一边唱祝词："先洗头，作王侯；后洗腰，一辈倒比一辈高；洗洗蛋，做知县；洗洗沟，做知州。"

❈ 养生启示

　　显而易见，这一民俗的用意是为孩子求吉祥的，反映了我国人民爱护下一代、希望下一代健康成人的美好愿望。其中有两点是符合科学的，一是洗澡讲卫生的习惯，二是用中药熬水洗澡防病的做法。

　　据有关部门对儿童身高情况的抽查结果看，新中国成立70多年来，由于营养、卫生保健、科学育儿三个方面工作的不断改善，7 周岁以下小儿的身高和体重普遍比新中国建立初期有所增加，胸围、臂围等指标也均有程度不同的优化，儿童的体形更加匀称、体态更趋完美。有人建议，有关部门要修改儿童身高线的标准，以适应"一辈比一辈高"的情况。

◆ 小儿洗澡的方式与成人有别

在小儿"洗三"风俗中，忽视了一个重要问题，那就是洗澡的科学方法。大家知道，洗澡最主要的目的是清洁皮肤和调节体温，在汗水淋漓的夏天尤显得重要。人的体表存在着汗腺和皮脂腺，前者分泌的是机体新陈代谢过程中的废物，后者分泌的是对皮肤有保护、营养作用的脂肪酸。洗澡能除去体表层的灰尘和废物，保持汗腺通畅和皮肤卫生。特别是在夏天，洗澡能有效地保护浸泡在汗水中的皮肤角质层，对提高机体抵御外邪的能力、减少一些疾病的发生，都有无可替代的作用。同时，洗澡还给人带来凉爽感，避免机体中暑。冬天如能坚持洗冷水澡，好处更大，它对活化血管、改善血液循环、提高机体免疫力有重要作用。但经常洗澡会造成脂肪酸的损失，使水分在人的体表过度挥发和透入，并使其具有的中和碱性物质、抑制细菌、病毒生长的屏障作用减弱，同样会造成许多疾病的发生，直接或间接累及皮肤和通过皮肤这个通道连接的体内组织、器官。小儿皮脂腺尚未发育完备，脂肪酸分泌很少。因此不能给小儿洗澡过多过勤，平时身上有汗可用清洁布多揩几次就行了。经常洗澡的孩子，只要身上不是太脏，就不一定每次都用香皂之类的清洁剂。常用水清洗，基本可以达到既清洁体表又不过多损失脂肪酸的双重目的。此外，小儿皮肤娇嫩，要严格控制水温，过冷过热的刺激都会使孩子的机体不能适应，特别要注意不可用温度太高的水烫伤孩子的皮肤。也不能用力揉搓，导致孩子皮肤充血、破损，生出更大的毛病来。在热天，每天一般洗 1 次澡足矣，寒冷的冬天可 5 ～ 7 天洗 1 次。爱清洁更要爱健康，许多孩子皮肤干燥，秋后疮疖不断，殊不知很大关系就在于家长不懂洗澡科学，是热天过多给孩子洗澡、过多使用清洁剂造成的后果。

◆ 神奇的中草药沐浴液

小儿"洗三"的"长寿汤"中运用艾叶、槐枝"灭毒祛病"说法的道理在于，艾叶、槐枝都是防治疾病的中药，也的确具备这方面的作用，用现代的话说，就是抑菌、抗菌作用。在古医籍中，艾叶具有理气血、逐寒湿、治腹胀、疗疮癣、除瘴疟的功效。现代研究已作出了肯定性的结论：它对金黄色葡萄球菌、乙型溶血性链球菌、肺炎双球菌、大肠杆菌、变形杆菌、白喉杆菌、伤寒及副伤寒杆菌、痢疾杆菌、结核杆菌、霍乱双弧菌等，都有不同程度的抑制或杀灭效果，对多种真菌及皮肤外伤创面的细菌也有作用。槐枝的这一作用，在古医籍中是用祛风除湿、消肿止痛、"洗皮肤疥癞，去皮肤瘙痒之风"来表述的。现代研究对其抗菌作用也有肯定性的结论：它主要是拮抗葡萄球菌和大肠杆菌，对某些真菌亦有效果。另外，槐枝有明显的抗炎作用，对耳郭炎、结膜炎、皮肤及关节过敏性炎症有效。

欧美一些国家在洗澡水中加入一些色彩，通过人在洗澡中的视觉感受使机体的功能得到更有效的调节。据说，蓝色洗澡水能恢复控制力，绿色洗澡水能安抚情绪，紫色洗澡水能发挥创造性，红色洗澡水能增添生命活力，黄色洗澡水能使人兴奋，橙色洗澡水能缓解被压抑的情感，紫青色洗澡水能提高大脑的敏感性，土耳其蓝绿色洗澡水能增强成功的信心。

满街杨柳绿丝烟

扫码听书

民俗原委

嫩芽吐翠、柔条泛青的柳树，首先报告了春天的到来，难怪杜甫说"漏泄春光有柳条"。惜春与爱柳往往连在一起，于是就有了许多关于柳的风俗，什么折柳、插柳、戴柳、射柳、卖柳、咏柳等，难以尽述。

✿ 养生启示 ━━━ ◗ ◖ ◗

始于六朝时期的送别"折柳"，借柳的音以示"挽留"，用柳飘悠的形态喻依恋之情，以柳无限的生命力祝愿对方随遇而安。"欲寄情，浑无所有，折尽市桥宫柳"。始于唐代的"插柳"，本是为驱疫避邪的，后来又有了装饰的意思。"有意栽花花不活，无意插柳柳成荫"。"戴柳"与"插柳"同属清明节风俗，有"留住青春"的意思。"清明不戴柳，红颜成皓首"。旧时苏州在清明日还有沿街的卖柳条声，供人们插、戴之用。"清明一霎又今朝，听得沿街卖柳条，相约比邻诸姊妹，一枝斜插彩云翘"的歌，反映的就是当时的情况。

柳有很强的生命力，"纵横倒顺，插之皆生"（李时珍）。柳是春天的使者，"勾引春风无限情"。

◖ 老百姓都知道的柳药

柳是绿化的好树种，又是治病的良药。中医学在长期的医疗实践中总结出柳具有祛风、利尿、止痛、消肿的功效，用于风湿痹痛、淋病白浊、小便不通、疔疮丹毒、齿痛龈肿等多种疾患的治疗。现代科学分析发现，柳条内含的鞣质、水杨酸、碘等，具有杀菌、利胆、止痛、收敛等作用，对乙型肝炎、冠心病、慢性支气管炎、烧烫伤的治疗都有理想效果。对癌症化疗后白细胞的回升、机体正气的恢复有积极作用。柳叶对地方性甲状腺肿的疗效比较理想，因为它每公斤含碘量高达10毫克，高于海带类食物，是一般食物含碘量的数千倍。柳对治疗高血压、乳腺炎、咽喉炎、腮腺炎等也有较好效果，总有效率均在80%以上。柳花散瘀、止血，常为各种血证和妇科调经效力。柳根祛风除湿，多与痔疮、黄水疮、耳脓不出打交道。柳屑（柳树虫蛀孔中的蛀屑）治皮肤瘙痒隐疹、湿气水肿；柳须主痹证四肢拘挛、痈疽疮疥。柳白皮祛风除湿、消肿止痛，对乳痛、牙痛、风湿痛都有作用。现代研究认为它有退热之效，给予了它更广泛的用武之地。

柳树全国均有，取材方便。现介绍单方3首，供读者选用。

* 枯柳树根治乙型肝炎：枯柳树根30克、白糖5克，沸水泡茶。经常饮用，有保护正气、恢复肝功能、促进乙肝表面抗原转阴的作用。

* 鲜柳叶治高血压：鲜柳叶50克，作茶叶泡水服用，有降血压、保持血压稳定和消除头痛、眩晕、失眠等症状的作用。

*柳叶治单纯性甲状腺肿：柳叶 90 克，水煎服，每日 1 剂，30 日为 1 个疗程，对消除症状和整体治疗有效。

自战国始，我国有"射柳"的习俗，在百步之外用弓箭射树上的柳叶。"百步穿杨"说的就是"射柳"的佳绩，后来成了赞扬将士武艺高强的代称。隋炀帝在新开凿的大运河两岸广植柳树，还赐柳以"杨"姓，故从此有了"杨柳"之称。

外国人与柳树的情结

国外也有许多与柳有关的有趣风俗。在捷克及斯洛伐克一些地区，每年迎新年时，小伙子们都要拿着装饰得五颜六色的柳条挨家串门，追着妇女抽打她们的衣裙，以祝她们新的一年充满活力。姑娘们则用洒水回敬，以祝他们永远生机勃勃。而西欧人决不会随便折断飘拂的柳条，他们相信这会引起男女情变，让人承受失恋的痛苦。国外对柳的药用也颇有历史，欧洲的第一把手术刀就是仿照柳叶的形状制作的，致使今天的手术刀还有"柳叶刀"的称呼。古希腊医学之父希波克拉底将柳叶用于妇科，提出嚼食柳叶有减轻分娩时疼痛和促进产后热消退的作用。美洲的印第安人、非洲的霍屯督人，一直用柳树皮制茶治疗风湿和有发热症状的疾患。英国学者斯通，1963 年在皇家医学会上报告了他运用柳治疗疟疾的经验。

遍插茱萸却为何

扫码听书

民俗原委 ■—🔲

重阳节登高，是妇孺皆知的民俗，这与唐代诗人王维"独在异乡为异客，每逢佳节倍思亲。遥知兄弟登高处，遍插茱萸少一人"的诗句的广泛传播不无关系。九月九日，秋高气爽，登高远望，一片金灿灿的景象令人赏心悦目。登高锻炼了腿脚，对身体健康有益；开阔了视野，对心理健康有益。这种习俗的形成和传播，反映出的是国人重视体质锻炼的科学思想和实践，对提高人们的身体素质是有益的。

✿ 养生启示 ————◗◗◗

如今，登高依然是一项十分受欢迎的运动。游泰山，登华山，走恒山，去黄山，成千上万的人涌向大自然，攀爬自己周围的山脉，对愉悦身心和强健体魄具有积极作用。民间有"有山就有景"的说法，看来爬山观景，是为一体。在欧洲，爬山是一项时髦运动，从小学生到老人都有爬山的习惯。

在古时，茱萸在家庭的栽培比较普遍。两宋最负盛名的女词人李清照的丈夫赵明诚，曾留下"卖衣换得买书钱，性癖周秦金石篇，猛见茱萸知九日，半瓶余酒助诗研"的诗句，就是他们夫妇二人用卖衣钱买得李阳冰篆书拓片悬挂时，忽然看到盛开的茱萸花而触景生情写出来的。

◗ 茱萸有两种，插花插哪种

据我国医药学史推断，在重阳民俗形成和沿革过程中，人们对茱萸的药用机理应该有一定的认识，"免灾"是古人用以防病的代名词。

中药中被称为"茱萸"的有"山茱萸"和"吴茱萸"两种，都是防治多种疾患的重要药物。"山茱萸和吴茱萸甚不相类：山茱萸色红大如枸杞，吴茱萸如川椒，结子时其大小也不过椒，色正青。得知则一，治疗有不同，未审当日何缘如此命名"（宋·寇宗奭《本草衍义》）。据考，古人所插之花为吴茱萸。

山茱萸是扶助正气的要药，有补肝肾、涩精气、固虚脱的作用，可治疗腰膝酸痛、眩晕耳鸣、阳痿遗精、小便频数、虚汗不止诸症。常用的六味地黄丸，就是以它为主药的，并衍化出金匮肾气丸、知柏地黄丸、杞菊地黄丸、八仙长寿丸、都气丸等治病良药。现代药理研究证实，山茱萸对金黄色葡萄球菌、伤寒杆菌、痢疾杆菌、毛茛色癣菌等有抑制或杀灭作用。

吴茱萸作用也很广，其枝、叶、果实、根均作药用，分别有温中、止痛、理气、燥湿、杀虫等作用，用于呕恶吐泻、痢疾腹痛、口疮齿痛、湿疹溃疡等的治疗。现代药理研究证实，吴茱萸有很强的驱蛔虫、抗细菌和兴奋神经中枢的作用，为古人用之"驱邪"找到了根据。

登高与爬楼梯

近年来，城市人结合居住的特点，把生活中的"爬楼梯"与野外的登山运动锻炼融为一体，创造出足不出户的实用登高运动形式，受到了不少人的推崇，尤其是希望减肥的女士。据说，它的减肥效果是相当可观的，已被有关研究的结果所证实。如果你没有爬楼梯的机会和时间，有一种"意念运动"不妨试试。方法很简单，就是进行想象中的登高运动，闭上眼睛想象登山的行为和趣味，"无限风光在险峰"：手脚在攀爬，气血在涌动，山的高、景的美、人的动相映成趣。"缓节柔筋而心调和者，可使导引行气"（《黄帝内经》）。动心与动体，都可以使机体处于动态活动的状态之中，意念可以从一定程度上起到心体互动的作用，从而达到疏通经络、调和气血、消除疲劳、缓解精神紧张的效果。

新近有学者说，重阳有双阳重叠的含义，又有重视阳气的含义。一个"重"字，两种读音，表现出相互联系的两种含义。而"茱萸"与"朱余"谐音，朱乃赤色、主阳，余乃丰硕富足，插茱萸是养阳以胜阴的意思。如果古人的确是把"重阳养阳"作为节日的主题，那么这种民俗的意义就显得非凡了。

登高插花，有益于人，既可以是重阳节的活动，也可以是平时的运动项目，越来越多的人加入这一队伍是必然的。

雪中梅花一点香

扫码听书

民俗原委

作"消寒图"的风俗，明清时期在北京最盛。据《燕京杂记》所述，冬至之前人们先画好素梅81瓣，自冬至起每日着色染 1 瓣，染完而刚好九九结束。此风先兴于士大夫阶层，后来也影响到民间，皇帝中也有喜欢做此事的。还有组织"消寒社"的，"联以九人，定以九日"，相次做东，围炉饮酒，"取九九消寒之义"。这实际上是冬寒无事的消遣行为，消寒实质上是"消闲"罢了。

❈ 养生启示

选梅花作"消寒图"，一与梅花在人们心目中的地位有关：其花傲雪，象征中华民族果敢顽强的性格；其花形独特，象征中国人民精诚团结的精神；其花韵悠远，象征中国古老灿烂的历史文化。因此，梅花受到人们的特别喜爱。二与梅花所主的季节有关：严冬百花凋零，梅花独放。赏梅是一种享受，画梅、描梅是一种乐趣。

梅号称"中华奇葩"，为我国独有，在商代已被作为调味品使用，与盐同放在餐桌上。《周礼》《尔雅》《诗经》等古籍中都有与梅相关的记载，迄今至少有 3000 年以上的历史。我国现存有五大古梅，它们是湖北沙市章华寺的"楚梅"、黄梅江心古寺遗址上的"晋梅"、浙江天台山国清寺中的"隋梅"、余杭超山大明堂内的"唐梅"和报慈寺前的"宋梅"。

❧ 梅食

梅亦食亦药，鲜梅子酸甜沁人，不要说品梅解渴、望梅止渴，就是听"梅"也会使烦渴消掉几分的。曹孟德的聪明处不仅在于了解梅的这一特性，最重要的是掌握了酸味能引起条件反射的生理学意义，揭示出梅具有的止渴作用。梅被加工成糖梅、陈皮梅、话梅、梅脯、梅干、乌梅等，也都是受欢迎的风行食品。青年男女更是爱不释手，时时含在口中、握在手中、装在口袋中。梅酒和酸梅汤为老少所用，不少人都亲口品尝过。

把梅引入生活，是南北朝时期就有的事，雪中寻梅、月下赏梅、折梅寄情的故事已很普遍。文人墨客之中种梅、赏梅、写梅、画梅、咏梅、绣梅、塑梅者皆有之，还有以梅为人名、地名、山名、水名、园名、书斋名的。咏梅诗影响最大的是宋代，像林和靖的"疏影横斜水清浅，暗香浮动月黄昏"、苏东坡的"纷纷出疑月桂树，耿耿独与参横昏"、范仲淹的"昨日依栏枝上看，似留芳意入新年"、卢梅坡的"梅须逊雪三分白，雪却输梅一段香"、蔡襄的"迎腊梅花无数开，旋看飞片点青苔"、王安石的"遥知不是雪，为有暗香来"、胡份的"绝艳更无花得似，暗香唯有月明知"等均不失为咏梅诗中的佳作，一直被后人引用、赞美、品评、效仿。近代陈毅元帅的"隆冬到来时，百花迹已绝；红梅不屈服，树树立风雪"的诗句，以花寄情，更给人以奋发向上之精神。

❀ 梅药

梅花入药称为白梅花、绿梅花、绿萼梅，以萼绿花白、质轻清香为佳。也有其花冠呈淡红色的"红梅花"，花盘硕大，主产于四川、湖北等地，入药不多，以观赏闻名。梅花的功能是疏肝、和胃、化痰，用于治疗梅核气、肝胃气痛、食欲不振、头晕、瘰疬诸疾。多以花煎水内服，少有配入复方的。

未成熟的梅果（亦有称为"梅实""梅肉""熏梅"的），入药称"乌梅"，是最常用的梅药。其味酸性温，具有收敛、生津、安蛔、驱虫的效果，历代都有用它治疗久咳不愈、虚热烦渴、痢疾泄泻、尿血便血、蛔虫腹痛、痒癣胬肉的成功病例，这与近代研究证实的它具有的抗菌作用、抗真菌作用、抗过敏作用、促进胆汁排泄作用的机理相一致。有人用其水煎浓缩剂治疗细菌性痢疾，服药后时间最短的 1 天、最长的 5 天，大便就恢复了正常，其余症状也多在 1 ～ 3 天内消失。治疗钩虫病，最短的 5 天、最长的 23 天，大便检查钩虫卵阴性。

经盐渍而成的梅果，在药典上被称为"白梅"，常作为治疗喉痹、梅核气、泻痢、烦渴、痈肿疮毒、外伤出血的要药，煎汤内服或外用擦牙、捣敷、煅研调敷均可。

梅叶、梅梗、梅根、梅核、梅露也都作药用：叶主痢疾、月水不止；梗可治习惯性流产；根治风痹、瘰疬；核能清暑、明目、除烦；露可生津止渴、解暑涤烦。

中医药与龙

扫码听书

民俗原委 ━━━━━━━━━━━━━━━━

　　龙是中华民族的象征，雕龙、画龙、舞龙，堪称中国一绝。四月初八"舞醉龙"为澳门风俗，当天还可以免费吃"龙头饭"。龙进入人们生活的方方面面，与中医药也有关系。

❀ 养生启示 ◆◆◆

　　传说，龙有九个儿子：赑屃善负重，专驮石碑；螭吻喜远望，占据屋脊；蒲牢爱吵闹，作钟钮之用；狴犴有威力，把守监狱大门；饕餮喜吃喝，司烹饪器鼎；蚣蝮常戏水，管桥柱装饰；睚眦好斗杀，放在刀环；狻猊事烟火，雕在香炉；椒图安分守己，装在门环上守门。

　　龙是中华民族的象征和图腾，源于古代的民俗信仰。图腾崇拜来源于万物有灵的信仰，是最早的祖先神。后来，古人把这些受崇拜动物的特点集为一体，并加以神化、综合，就产生了鹿角、鹰爪、骆驼头、蛇项、蜃腹、牛耳、虎掌、鱼鳞的龙了。

◆ 中医借龙的活性

　　传统中医既是一门自然科学，更是灿烂中华古文化的产物，因此与龙的关系是必然的。金人庞铸《春雷起蛰》诗"待到春雷惊蛰起，此中应有葛陂龙"句中的"葛陂龙"，就是传说中医家崇尚的龙。相传东汉时期的费长房向一老者学习医术，辞归时老翁赠他一根竹杖作坐骑。费长房骑上竹杖瞬息就到了家，他弃杖于葛陂。当回顾看时，竹杖已化为巨龙飞腾而去。这显然是神话传说，却反映了中医与龙文化的渊源关系。在中医的基本理论"五行学说"中，龙占据其一，号"东方青龙"，主万物萌发，喻生机勃勃。中医治病用的药物中也有龙药，龙角、龙齿、龙骨、龙胆、龙虱、龙舌草、龙须参、龙涎香、龙珠子、龙眼肉、龙脑香子等，无不与"龙"相关。还有张仲景在《伤寒杂病论》中创制的小青龙汤、大青龙汤，为伤寒六经证治之主方，一直被后世仿效。显然，这些都是借助于神话中龙的特性而命名的，是中医运用"取类比象"的方法为本学科服务的一种手段，实际上无法找到龙的痕迹。就是作为大型哺乳动物化石入药的龙角、龙齿、龙骨也并非出自龙身，只是属于象类、犀牛类、三趾马类的角骨、牙齿、骨骼罢了，主要成分是碳酸钙和磷酸钙之类。

◆ 中药用龙角、龙齿

龙角化石稀少，有泄热平痫之功，古人常用其治疗小儿大热、惊痫瘈疭之疾。龙齿为儿科常用之药，具镇惊安神、除烦退热之效，常与人参、牛黄配伍入药。有名的方剂如《小儿卫生总微论方》和《圣惠方》中的龙齿散、《圣济总录》中的龙齿丸等，都是用于小儿惊痫、手脚掣动、壮热如火、狂言妄语的。龙骨为临床上常用之药，可生用或经火煅后使用。其有镇惊安神、敛汗固精、止血涩肠、生肌敛疮之功，常用于惊痫癫狂、吐衄便血、崩漏带下、泻痢脱肛、疮不敛口诸疾的治疗。《本草经读》赞它"若与牡蛎同用，为治痰之神品"。后世临床上，确实也常将它与牡蛎作为药对使用，方称"龙牡"，功效不凡。驰名的如张仲景的桂枝去芍药加蜀漆龙骨牡蛎救逆汤、桂枝加龙骨牡蛎汤等。

据传，上古时期，龙马负图出于黄河之水，是为"河图"，至今位于黄河岸边的孟津县还有龙马负图寺遗址。确实有据可考的是殷商时代，铜器和骨刻上已有龙的图案，周代的铜器上，龙的形象已趋完整；到了汉代，龙的图案就相当普遍了。清代的国旗图案上是一条飞腾的黄龙，"东方巨龙"自然非中国莫属，"龙的传人"自然也就是炎黄子孙的骄傲了。

民谣谚语与健康养生

日有所思，
夜有所梦

扫码听书

民谚释义

关于梦的产生，巴甫洛夫曾做过简要而准确地概述。他说："做梦是一种痕迹刺激，并且大都是陈旧痕迹的兴奋。"他所指的这种"陈旧痕迹"，就是"日有所思"。或是美好的回忆和念恋，或是未来的愿望和想象，或是过度的忧愁和担心，或是可怕的断想和悬念，都可能出现于五彩缤纷的梦中。

淳于棼向往荣华富贵，结果"南柯一梦"当了梦中的太守；卢生向往做官封侯，结果"黄粱美梦"一场空喜。这些虽然是历史上的传说、故事，但却反映出"夜梦"和"昼思"的关系。

养生启示

梦是人生命活动的表现形式之一，当人们困倦时，绝大部分大脑皮质细胞处于抑制状态，这就产生了睡眠。与此同时，还有少部分大脑皮质细胞仍处于兴奋状态，并在内外环境的影响下，渐渐活动起来，这就产生了梦。睡眠时，觉醒状态的细胞人人都有，所以人人都有做梦的可能。如果睡得较深，说明觉醒细胞的数目较少，做过的梦醒来就忘；睡得不熟，说明觉醒细胞的数目较多，做过的梦醒来还记忆犹新，甚至在重新入睡后，旧梦还可以接着做下去。有研究证明，一个正常的人，睡眠的20%时间里都在做梦。

说奇不奇的梦

有研究指出，梦与大脑细胞兴奋的区域有关：如说梦话，往往是语言中枢没有充分抑制的结果；梦游，是主管运动的那部分脑组织过于兴奋的表现。环境、睡姿等因素也会造出稀奇古怪的梦来：如冬天两脚伸出被外受了凉，寒冷就会把你送入风雪交加的梦境；睡时灯光刺眼，光亮就会把你带到火光冲天的地方；手压住胸口或被子太厚，阻碍了呼吸，就会梦见重物压身或强人卡脖，欲喊无声，欲跑无路，欲求救无人，有人推他一把，才能解除"困境"，这就叫"梦魇"。可见，梦中所见，大都是梦者清醒时的意志，通过大脑中兴奋着的那部分组织加工、复制，曲折地表现出来罢了。"夜有所梦"，是"日有所思"的结果。

◆◆ 做梦对人也有好处

不能盲目地认为做梦是一种病态，从某种意义上讲，做梦对人还是有一定好处的：儿童做梦，可能对神经系统的发育有一定的促进作用；少年做梦，有助于思维能力和聪明才智的发展；成人做梦，有利于经验的综合和整理。

医学研究显示，做梦是恢复大脑细胞并产生用以积累、整理、储存来自外界和机体信息的蛋白质的重要时刻，也有助于维持人的心理平衡，消除不愉快的情绪。更有意义的是，有些梦还可以帮助人们预测疾病，把疾病表现出的轻微征象通过大脑皮质的反应表现于梦中，向人报警。苏联医学博士卡萨特金对数万名噩梦患者的记录、研究资料表明：胃肠病患者，发病前常梦见自己吃臭鱼烂虾；发热病人，常梦见自己腾云驾雾；心脏病患者，常梦见自己被人捆绑；肺病患者，常梦见自己胸压重物；肾脏病人，常梦见自己腰部被踢、挨刀刺等。同一类型的噩梦反复出现，很可能是机体某一部分患病的先兆。

历史上，有不少文人和科学家通过做梦获得了灵感，攻克了难关：北宋诗人黄庭坚的"梦成风雨浪翻江"，南宋诗人陆游的"铁马冰河入梦来"，都与梦境有关；居里夫人发现物质的构造、门捷列夫制定出化学元素周期表，都受到梦的启发。把他们的这些梦称为"创造性的梦"，是当之无愧的。

◆◆ 梦多须把医求

这并不是说梦做得越多越好，过多地做梦绝不是好现象。长时间胡梦颠倒，很容易造成大脑的疲劳，即便是天天按时睡觉，也总没有轻松感。久而久之，会造成神经衰弱，影响工作、学习和记忆。中医把这种病态叫作"多梦"，除注意睡眠卫生，坚持睡前用温水洗脚，排空大、小便，饮食不过饱也不过饥，不多动脑筋，铺盖和穿着要软和，避免各种刺激外，还可以服用一些具有养心安神作用的药物，帮助调整大脑的功能。

中医学把大脑的一些功能归属于心，提出"心主神志"的观点。多梦是神不守舍的表现，多与"心"的功能失常有直接关系：如多梦兼见心烦、心慌、头晕、耳鸣、健忘、脚手心发热、睡熟后浑身出汗的，属于阴虚火旺，可用阿胶、鸡蛋黄长期炖服或用龙眼肉、白木耳一起煮食喝汤，也可服用中成药朱砂安神丸、天王补心丹等。如多梦兼见头晕眼花、神倦体乏、饮食无味、面色无华、合眼即醒的，属于心脾两虚，可用黄芪炖母鸡、大枣莲子粥，或口服人参茶等均有效果，也可用中成药归脾丸、健脾丸等。如多梦兼见胆怯心悸、遇事善惊、睡中惊醒、气短倦怠、小便清长的，属于心胆气虚，可用茯苓大米粥、酸枣仁鸡蛋茶等以食代药，也可用中成药安神定志丸、交泰丸等。如多梦兼见心烦口渴、面赤气粗、便秘尿黄，甚则胡言乱语、哭笑无常、狂越妄动的，属于痰火扰心，可用橘子皮、萝卜子、白芥子熬水频服，或常饮绿豆瓣茶、吃生萝卜片等也有效果，也可用中成药黄连上清丸等。

有首顺口溜说："不怕往来梦州，只虑难出梦州，做梦本是常事，梦多须把医求。"它说出了梦与多梦的辩证关系，颇具道理。

头梳千遍，病少一半

民谚释义

头发不仅是人体美的标志之一，也与人的健康状况有直接联系。经常梳头，既是美化头发、保护头发的重要措施，也与疾病的防治存在有机联系。"头梳千遍，病少一半"，说的就是这层意思。

❀ 养生启示 ━━━━ ◀◀◀

生活在热带的黑人，长有一头漂亮的卷发，在卷曲的头发所形成的空隙里，储藏着传热性能差的空气，正好可以抵抗热带那炽热的阳光，对头部的皮肤和内部的大脑组织起到保护作用；生活在温带、亚热带的黄种人，大都长着乌黑的直发，它排列密集，储藏空气少，防热效果也差一些；生活于气温经常低于体温环境下的白种人，头发多是呈波浪形的，它的隔热效果介于卷发与直发之间，有保护体热不向外界扩散的作用。从生理作用言，先天赋予了头发非常重要的使命，必须保护好头发。从这种意义上去认识古代先哲提出的"人之发肤，受之父母"的观点，其中透发出的科学理念是显而易见的。

❀ 保护头发的基本方法

要保护好头发，首先是加强营养，不可偏食。新鲜蔬菜、果品、豆类、杂粮对头发生长有益，应当多食；而脂肪类、碳水化合物及葱、蒜、辣椒等刺激性食物能增加皮脂腺的分泌，油性头皮的人尤不宜多食。其次，要保持精神愉快。健康的情绪，有助于头发的健美；不良情绪，是造成头发过早脱落的重要因素。再次，要掌握正确的洗头方法，选用合适的洗头液和化妆品。一般每周用温水洗头 1～2 次，用中性的洗头膏、洗发精最好；头油不可搽用太多，以防影响头发的色泽。我国傣族妇女有用糯米水洗头的传统，不仅能使头发乌黑发亮、白发少生，而且还能增加头发的柔滑度，洗后好像抹上头油似的。其法其理，值得研究。

❀ 头梳千遍：梳出健康来

中医学认为，头为脑之舍，是机体的"精明之府"，有经络与全身相通，有穴位主气血流注。适当地刺激头部的某些穴位，有利于改善大脑乃至全身的功能，达到防病健身的目的。《养生十六宜》中提出"发宜常梳"的观点，正是对这一经验的总结。宋人郭尚贤在他的《清异录》中说过"梳头洗脚长生事，临卧之时小太平"的话，说明古人已发现梳头有促进睡眠的作用。梳头经过的前头、侧头、后头和项区，分布的主要穴位有 100 多个，每个区域的穴位，除对该区的局部疾病有防治作用外，前、侧头区的穴位还有治疗眼、鼻病的功能，后头区的穴位还有清醒头脑的功能，项区的穴位还有安神定志和治疗音哑、咽喉痛等疾病的功能。有人对坚持用梳头方法防治感冒者进行跟踪观察，一般1～3次症状基本消失，1～3天便可痊愈。如坚持每天梳头2～3遍，则不易患感冒。一些欧洲人头发稀少还时时梳头，不理解的人看了发笑，其实人家是在运用梳头进行健康保护。

梳头经过的上星、百会、太阳、玉枕、风池等穴位，在梳子的反复按摩刺激下，会通过神经末梢把刺激传给大脑皮质，以达到调节头部神经功能，松弛头部神经紧张状态，促进头部血液循环等目的，从而有益于大脑正常功能的发挥，并对促进全身健康起积极作用。

梳头的时间，除选择早、晚各梳一次外，还可在工作间隙进行，尤其对脑力劳动者更为重要。早、晚梳头，对保持清醒头脑，治疗神经性头痛、失眠烦躁有明显作用；工作间隙梳头，对消除大脑疲劳、保证精力充沛、增强思维能力和安定情绪有直接帮助。患有高血压、动脉硬化、神经衰弱的病人，更应该坚持梳头，以通过梳子刺激头部某些具有平肝息风、开窍宁神功能的穴位，对疾病起到辅助治疗作用。

梳头的方法，除梳通头发外，最好用梳子轻轻刮几下头皮，这样做起到的按摩作用更明显。切忌不可用力过猛、梳破头皮，引起头部感染和并发其他疾患就麻烦大了。

有人把头发比喻为"人体健康的晴雨表"，这是符合科学道理的。人的头发中含有多种微量元素，含量比尿液和血清要高10倍以上。通过分析头发中某些元素的放射性同位素的比例及构成特点，不仅可以判断一个人的年龄、性别、人种、国籍，而且可以判断他的营养状况和健康状况，帮助一些疾病的诊断。

人老夜尿多，睡前茶少喝

扫码听书

民谚释义

人老之后小便次数增多，特别是夜间小便次数增多，小便后还有余沥不尽的现象，甚至出现排尿吃力的情况。

睡前喝茶的多少，与夜尿的数量有一定联系，但不是造成"人老夜尿多"的本质原因。重要的是，要针对老年的生理特点，采取积极有效的措施，从根本上改善老人肾脏和膀胱的功能，以尽量减少老人夜尿的次数和可能出现的痛苦，使老人安度晚年。

养生启示 ◀◀◀

尿是在肾脏中生成，在膀胱中存贮的。健康人每天生成原尿约150升，而排出的尿液约为 1.5 升，约占原尿的 1%，其他绝大部分的水和各种有用的营养物质又被机体重新吸收到血液中去了。

人尿量的多少，主要取决于人体的进水量和其他途径的排水量。在一般情况下，天气热或活动量大，机体出汗多，尿量就相对较少；天气寒冷或活动量减少，机体不出汗或很少出汗，尿量就相对增多。

"人老夜尿多"是多因素造成的：一是进入老年期后，人的肾阳不足，命门火衰，致使膀胱的气化功能降低，尿的代谢功能发生改变；二是老年人脾胃功能的日渐降低，致使中气不足，清不能升，浊不能降，气机升降功能发生改变；三是老人的活动量相对减少，水分不能通过汗液或其他途径排出，水液代谢的出路发生改变；四是老人的膀胱肌逐渐变薄，括约肌松弛，膀胱积尿能力下降；五是相当大比例的老人都有不同程度的前列腺肥大，压迫尿道，致使排尿不畅。

◆ 解决老人夜尿多的药食疗方

老年人夜尿比壮年人次数稍多而又没有明显不适的，应视为正常状态，一般不必采取措施，特别是要避免药物的滥用。如明显出现由于肾阳不足、命门火衰而致的老年性小便不通畅、排出无力、排便次数增多的情况，可采取温阳益气、补肾利尿的方法，首先应选用恰当的食疗方法给以解决。

实践证明，老人坚持喝附子羊肉汤、苁蓉母鸡汤，或饮用人参鹿茸酒、人参蛤蚧酒等，对改善上述症状有一定效果。如服用药物，可选用济生肾气丸、金匮肾气丸之类，具体方案请医生帮助确定。对于脾气不升、中气不足而出现的老年性小便量少而不爽、小便时小腹坠胀、尿后余沥的状况，可运用"提壶揭盖"法予以解决，即通过宣理肺气促进尿液的顺利排泄。该法是金元时期著名医家朱丹溪提出的，他认为"提其气，气升则水自降下，益气承载其水也"。常用的食疗和药疗方法是，坚持食用黄芪炖鸡、黄芪补膏，或服用中成药补中益气丸等。对于膀胱气化功能降低，对尿的储存功能减弱或前列腺增生、肥大而致尿道受阻，表现出老年性排尿困难、夜尿多的状况，要及早进行药物或手术治疗。

❀ 中西医对老人夜尿多的治法

中医有许多简便易行的方法，如用消毒棉签向鼻中取嚏或喉中探吐，以达到开肺气、举中气；用独头蒜 1 个、栀子 3 枚、盐少许捣烂贴于脐部，或用食盐 250 克炒热，布包熨小腹的外敷法；用针灸、推拿或其他的药物治疗方法等。万一出现了小便闭塞、小腹坠胀如鼓的情况，要立即送医院行导尿术。中医很早就创造了此法，如《卫生宝鉴》中记载的导尿法、《景岳全书》中的鹅毛管导尿术可谓此法的先导；现代对此法的运用则更加完备、成熟，不必担心它的安全问题。手术是根治本病的有效方法之一，有的人到了 85 岁高龄还安全接受了这种手术。如今已出现了多种切口小、疗程短、痛苦少的新型手术方法，给老人的这种"难言之隐"带来了利好的福音。

长年夜尿多、小便吃力，甚或产生尿潴留、尿失禁，不仅影响老人的睡眠和体力，而且容易产生膀胱结石、发炎和出血，或导致脱肛、内痔、腹壁疝的发生及前列腺癌变，必须引起老人及其家人和社会的高度重视。说到平时的预防措施，主要是从调整老人机体的功能入手，比如节饮食、少辛辣，防止湿热壅积；勤锻炼、不吸烟，防止肺热壅盛；按时大小便，常作提肛运动，使中气上升；畅情志、不发怒，防止肝郁气滞；采取各种积极措施，推迟机体衰老进程，保持肾气充盛等。当然，"睡前茶少喝"，晚饭补充些干燥性食物，锻炼括约肌的收缩力等都不失为有效的方法，也不妨试试。

唾沫一口，价值千斗

扫码听书

民谚释义

唾沫，就是"唾液"，也有称作"口水"的，人皆有之。斗，是我国传统的计量单位，用于估算种子类粮食或各种面粉的重量。每斗的重量，约合50千克上下，千斗之重就是5万千克了。按目前市售标粉折算，合人民币15万元；按大米折算，就是20万元了。淡淡口水，张口可得，安能有此天价？显然这是一种夸张的手法，让人们从中领悟唾液作用之重要。

❋ 养生启示

咽唾之法，自古是国人的养生之道。《寿亲养老新书》上说："唾津液，养脏气。"《孙真人卫生歌》中说："白玉齿边有玉泉，涓涓育我渡残年。"他们所说的那"津液""玉泉"，指的就是唾液。其他许多古医籍中，还有把唾液称作"琼浆""金浆""金津""玉液""玉醴""醴泉""甘露"的，足见中医对唾液的重视。明代医家李时珍、李中梓等也都对唾液的重要性有过专门论述，指出了唾液促进消化吸收、灌溉五脏六腑、润泽肢节毛发、滑利关节孔窍的重要作用。

说起唾液，不禁联想起三国时期曹操的两个故事。一个是脍炙人口的"望梅止渴"，说的是曹操带兵打仗途中，将士口渴而不能行进，曹操说："前有大梅林，饶子，甘酸可以解渴。"大家听后，个个流出口水，部队乘机前进，如期到达了目的地。第二个故事载于孙思邈的《备急千金要方》，大意是：曹操向活了100多岁而体力不衰、耳聪目明的皇甫隆请教长寿的秘诀，皇甫隆说："有个叫蒯京的人活了178 岁还身体健壮，他的方法是，在清晨起床前后反复咽唾液和叩齿，我也是这样做的。"

小唾液连着大健康

20 世纪 70 年代，人们认为，唾液主要起消化作用：它含的淀粉酶能促进食物中的淀粉分解成麦芽糖，以利于机体的进一步消化和吸收利用。后来，多方面的研究则进一步指出：唾液对细菌在口腔内产生的酸有中和作用，可以保护牙床、防止蛀齿。唾液可以把黏附在口腔中的食物残渣和异物及时予以清除，并通过分泌出的免疫球蛋白 A 和溶菌酶杀死口腔内的细菌，以保持口腔清洁，杜绝病菌繁殖生长。唾液中含有 99% 的水分和少量的黏蛋白，是良好的口腔润滑剂，可使人的口腔黏膜经常保持湿润，以保证吞咽和发音的顺利。唾液腺对于有害口腔或对口腔有刺激性的物质十分敏感，会及时增加分泌量，达到稀释、排除它们的目的，以减少它们对口腔的损害。唾液中包含有一种对钙磷代谢和蛋白质合成有一定影响的激素，有利于促进牙齿的发育。唾液对胃也有保护作用，进入胃后能中和胃中过多的胃酸，形成一种保护屏障，以增强胃的抗酸能力。有人报告，经常细嚼慢咽、唾液分泌多的人，胃溃疡发病率较低，反之则高。唾液中还含有促进止血和收缩血管的物质，对出血过程有抑制作用。

从唾液判病疗疾

对于唾液的运用，我国古已有之。如皮肤红肿凸起、疖疮脓肿未溃者，民间习用夜间睡眠中醒来时的唾液涂抹，数次之后，肿消疮收。还有用唾液调药粉外敷伤口的，也有理想效果。从这点上去推断"老牛舐犊"和野生动物受伤后以舌舔伤口的现象，除了体现疼爱之情外，恐怕也有生理学上的意义。国外一位生物学家的动物试验结果证实：唾液中含有一种神经生长素，在创伤的三五天内，它可以渗进受伤的组织，以控制感染、减少分泌物和杀灭细菌。还有人成功地从唾液中提取出内分泌素，对一些老年性疾病的治疗取得可喜的进展。美国费城的化学家詹姆士·科斯特尔克和乔治·普雷蒂，从妇女的唾液中发现了一种叫 N–12 元醇的物质，无论妇女饮食与健康如何，它在排卵期的含量均是平时的 10 倍。这一发现对准确确定妇女排卵期和辅助避孕或受孕活动都有十分积极的意义，且简单易行。根据这一理论，已有厂家制造出一种试纸，让使用者根据试纸颜色的变化来自测自己的排卵期。

要珍惜自己的唾液

一个成人，每天可分泌唾液1.5千克，以保证机体的正常需要。如果唾液长期分泌不足，就会出现口舌干燥、食欲减退、颜面枯槁、皮肤粗糙、耳目失聪等病态。从健康学意义出发，每个人都要珍惜自己的唾液。张口呼吸，会加速唾液的蒸发，要克服这个不良习惯；神经刺激可以影响唾液的分泌，进食时要情绪稳定，不要生气或打骂孩子；食物的色、味、香都会刺激唾液的分泌，要学会选择和制作可口的食物，并多饮汤水，以增加唾液的分泌。有人习惯于用"啐唾液"来消除晦气或发泄对人的不满情绪、有人习惯于用沾唾沫来帮助点钞票、有人习惯于把带皮的瓜子放到嘴里嗑，这些习惯，既不符合卫生学要求，又会造成唾液损失，都在纠正之列。

春捂秋冻，
少灾少病

扫码听书

民谚释义

春、秋二季，处于冬夏交替之间、阴阳变化之际，属于阴阳转化的过渡季节：春季，气候乍寒乍暖，阳已升而阴未消；秋天，昼热夜凉，阳始退而阴渐长。此时，如果人的机体调节功能适应了这种变化，就不发生或很少发生疾病；反之，就要生病或引起疾病流行。所以春天穿衣服要尽量保暖，而秋天则在一定程度上要挨些冻。从人类生活的实践看，中医学的认识是非常正确的，对人类的健康生存具有关键性意义。

❀ 养生启示 ━━━━━◀◀◀

中医学以阴阳为纲来认识人体，是把人作为大自然的有机组成部分来对待的。人与天地相应，因此，人体生理、病理的变化无不与自然界的阴阳变化息息相应、休戚相关。《黄帝内经》说："天地合而万物生，阴阳接而变化起"，"天气下降，气流于地；地气上升，气腾于天。故高下相召，升降相因，而变化作矣"。就是说，是阴阳的运动、变化，促成了气候的寒、凉、温、热，季节的春、夏、秋、冬。

◆ "春捂秋冻"道理何在

夏季和冬季，是一年之中相反的两个极端：夏季阳极阴衰，故而热；冬天阴盛阳弱，故而寒。夏、冬季节，天气或热极，或冷甚，但气温相对稳定在一定的范围之内，很少有大起大落的突变，不适宜致病因子的繁衍和传播，而且人们经过了春、秋季节环境和气候变化的逐渐过渡，能够比较顺利地适应这种表面看来不如春、秋季节舒适的高温或严寒。所以，疾病的发病率相对较低。春天温暖多风，空气由干燥变湿润，人的皮肤纹理由紧缩而开始舒展，循环功能相对增强。因此，皮肤末梢血管供应增加，汗腺分泌增多。秋天气候热凉相兼，时而有夏天的热感，时而有冬天的寒觉。这种热中有寒、寒中有热、变化无常的条件，使人的机体一下子无法完全适应，而各种致病因子又比较活跃，因此，疾病发生率和旧病复发率就相对较高。根据气候变化的这一规律，我们的祖先制定出了相应的防范措施：春天重在养阳，棉衣宜晚脱，以努力避开阴邪的侵袭；秋天重养阴，穿着不宜过厚，以机体的正气压倒阴邪。同时，按照气候多变的规律，注意随时增减衣服，以灵活应多变。这样，一方面使皮肤的调节功能逐渐适应变化着的外界环境，减少和杜绝病邪的传入；一方面锻炼和提高了机体的抗热和耐受能力，以进一步适应即将到来的盛夏炎热和严冬的酷寒，这就是"春捂秋冻"的道理和实现"少灾少病"的前提。

◆ 如何掌握"春捂秋冻"的分寸

值得说明的是，"春捂秋冻"毕竟是一种季节性的防范措施，不能用机械的方法去理解它。"春捂"是有时间性的，总不能穿着棉衣总不脱；"秋冻"要有耐冻的措施，总不能冻得浑身打战还不加御寒之物。近些年来，厄尔尼诺和拉尼娜现象频繁出没在人类生活的周围，过去少见的"暖冬""暖（热）春""倒春寒"现象让人们防不胜防，甚至给人一种始料不及的感觉。所以，在遵循"春捂秋冻"的原则时，一定要掌握好分寸。

❦ 耐寒的根本方法在锻炼

人与环境、气候的关系问题不断有新的矛盾出现，如何积极应对、及时提出新的措施和对策值得深入研究。对于每个人而言，提高机体的健康水平是最重要的目标。要健康，就必须增强机体对自然界变化的适应能力和耐受能力，基本的方法就是要加强身体锻炼。以耐寒锻炼为例，可采用的方法是很多的，或坚持冷水浴，或散步、跑步，或做体操、打太极拳，或按摩、做气功。长期进行这些运动不仅可以促进血液循环，调节血管的舒缩功能，而且可以提高机体的免疫力，还可以促进消化和吸收，加强呼吸运动，增强机体的新陈代谢水平。据测定，机体代谢越旺盛就越不怕冷。人躺着时代谢率最低，坐起来就可提高 12%，站着能提高 20%，步行可提高 50% 以上，剧烈活动时可提高 10 倍。长期坚持力所能及的运动不论对运动系统、呼吸系统、循环系统，还是对神经系统、消化系统都是大有好处的。身体强壮，疾病自然就较少发生了。

还要说明的是，一年四季是互相联系着的，并不能机械分开，春、夏、秋、冬只是人们为了便于生产和生活的需要人为划分的。许多疾病的发生，不仅是有联系的，而且是多因素的。有些病可能是季节性的，有些病则可能是与上个季节相联系的，如有些春天的病就源于冬天，有些秋天的病是夏天造成的。所以，"春捂秋冻"不是万能的法则，必须注意饮食起居和必要的药物调节，加强四季保健，通过增强人体正气的综合手段，达到保持机体健康的目的。

天天吃醋，
年年无灾

扫码听书

民谚释义

　　这条民谚说的是醋对人类健康的好处。"天天"，是经常的意思，不能理解为"每天"必须；"年年"，是长久的意思，也不能理解为"必然"如此。

❋ 养生启示

　　醋，那点酸溜溜的稀水，果真有偌大神通吗？只有通过对醋的全面考察，才能解答这个问题。

　　醋在我国有悠久的历史，最早可以追溯到春秋战国时期，那时不仅出现了酿醋的专门作坊，而且已经有了用醋治病的医生扁鹊。今天我国酿醋业遍布全国城乡，其中江苏的镇江醋、四川的保宁醋、山西的老陈醋、山东的乐州醋、浙江的温州醋、辽宁的速酿醋、北京的熏醋、天津的老醋、河南宝丰的米醋等都是醋中的上品。

✿ 生活离不开醋

　　醋被人们运用，首先反映在生活上。炒菜时加醋，可以保护蔬菜中维生素免受破坏；烧排骨时加醋，可以溶解骨质，使其转化为对人体有用的钙质和磷；做鱼时加醋，可以消除腥味；吃油腻食物时加醋，使人有利口之感。春、冬季节用醋熏房，可以预防感冒；夏、秋季节用醋加白糖制酸梅汤，可以生津止渴。醋还可以除去碗柜、箱子里的异味，钢精和铜、铝制品上的斑锈，衣服、皮鞋上的污垢等。山西人有喜欢吃醋的习惯，这与山西大部分地区水质碱性较大，吃醋可以起到酸碱中和作用有关。因醋古称"醯"，山西又盛产"老醯"，久而久之，"山西老西（与'醯'同音）儿"就成了对山西人的谑称了。时下山西人吃醋之风更盛，醋还成为酒的代用品用来招待客人。山西年产的包含 5 大系列 60 个品种的 23 万吨醋，有一半都在省内被消化掉了。

醋是常用的良药

醋作为药用，一是在健身防病上，二是在对疾病的治疗上。经常食醋能使人的胃液增加，食欲增强，消化加速，从而提高机体的抗病能力。醋有抗菌解毒之功，喝醋可以预防肠道传染病的发生，治牛皮癣、脚癣、腋臭，治胆道蛔虫引起的腹痛，解蛇虫咬伤之毒和碱性食物中毒。醋还有降低血压和胆固醇的作用，对急性黄疸型肝炎也有一定的治疗效果。《本草备要》中说的醋"酸温散瘀解毒，下气消食，开胃气，散水气，治心腹血气痛、产后血晕、癥瘕痰癖、黄疸痈肿、口舌生疮、损伤积血、谷鱼菜蕈诸虫毒"的功能，已经被人们的生活、医疗实践和科学分析的结果逐步证实。

醋还具有一定的抗癌作用，位于四川西北部癌症高发区的保宁醋总厂，建厂 50 年而无一人死于癌症的。一些厂家根据醋的这些作用，已研制出抗癌醋、降脂醋、美容醋、保健醋等多个品种，经不同的人群试用，均收到一定效果。日本也研制出了以醋为主要成分的抗癌饮料，使醋亦药亦食的前景更显得宽阔起来。

*用醋 60 克缓缓吞下，治鱼骨鲠喉。

*用醋 500 克泡手，每日 2 次，每次半小时，连用 1 周治鹅掌风、灰指甲。

*用稀释过的醋 100 ～ 120 毫升注入肛门，每日 1 次，连用 3 日治蛲虫病。

*每次口服醋 10 毫升，每日 3 次，治急性黄疸型肝炎。

*醋 2500 毫升，加冰糖 50 克，溶化后每日饭后服 1 汤匙，治高血压、动脉硬化。

醋作为引经药，可发挥药的效力，使药能有效地到达病所。醋还用于中药的炮制，有些中药（如延胡索、鳖甲、龟甲等）经过醋炙后以改善药物性能，增强疗效。醋浴是近年来出现的新疗法，以 1:25 的比例将醋和水混合后洗浴，既能清除肌表的污垢，又能营养肌肤。这是醋具有的杀菌、抑菌、溶解表皮脱落的角质细胞功能的体现。

醋为什么有这些奇妙的作用呢？这是因为醋中含 1%～5% 的醋酸，老陈醋可达 20%。这不仅是酸味的来源，而且是抑杀甲型链球菌、卡他球菌、肺炎双球菌、白色葡萄球菌、流感病毒等的武器，亦是醋具有健脾益胃药理作用的根据。醋中又含有维生素 B_1、维生素 B_2 和烟酸等营养物质，能为人的机体提供必需的养料。醋中还含有微量的酒精，可产生少量的热能，供给人体。

醋虽然既是佐味佳品，又是治病良药，但也并非是人人都用得的。在食用和药用醋时有几点应引起注意：外感风寒患者、胃及十二指肠溃疡患者、骨骼尚未发育成熟的小儿，都不宜多食醋或不食浓醋；醋还不能用铜制器皿贮放和进行烹调，以免引起"铜中毒"；食醋后随时漱口，以免损伤牙齿。

多吃山药蛋，越长越好看

扫码听书

民谚释义

山药，种子呈扁卵圆形，与"蛋"相似。它可药可食，深得人们喜爱，是许多地区老百姓餐桌上的常食。常吃山药，能使人"越长越好看"，既包含老百姓对山药的赞美之意，也包含有对它药用作用的演绎。

养生启示

山药有许多别名，诸如山芋、诸薯、玉延、修脆、儿草、野山豆、九黄姜、白蒜子等，有籍可考的至少也有二十几个。这些名字，从山药的产地、形态、性味等众多元素出发，是各地习惯上的不同称呼，也说明了山药分布地区之广、被运用之多。河南、河北、湖南、湖北、山西、陕西、云南、贵州、江苏、浙江、江西、四川等省都有它的种族生活，而以河南博爱、沁阳、武陟、温县一带所产的为质量最佳。因这一地区古称"怀庆府"，故又称"怀山药"，与当地出产的菊花、地黄、牛膝等并称为"四大怀药"，一直是河南人的骄傲。

❀ 山药是健身美体之佳品

山药作食，采来可用；山药入药，需要经过一定程序的加工，有生山药、炒山药之分。"生者性凉，熟则化凉为温"（《药品化义》）。从上走下，通贯肺、脾、肾之经，有补肺、健脾、固肾、益精之功，用于脾虚泄泻、久痢、虚劳咳嗽、消渴、遗精、带下、小便频数诸疾的治疗。如《圣济总录》用山药、白术、人参之药为丸，以治疗脾胃虚弱、不思饮食，称"山芋丸"；《濒湖经验方》用山药、苍术做成药丸服用，以治疗湿热虚泄；《百一选方》用干山药炒黄为粉，米酒调下，以治疗噤口痢；《本草纲目》用山药、山茱萸、五味子、人参浸酒煮饮，以治疗诸风眩晕、脾胃不健、精髓不固，称为"山药酒"。

现代研究认为，山药的主要成分是黏液质、胆碱、淀粉酶、糖蛋白、自由氨基酸、维生素 C 等，均是人体健康不可缺少的物质。其中黏液质在体内分解为具有滋养作用的蛋白质和碳水化合物，淀粉酶有水解淀粉为葡萄糖的作用，是机体所需能量的来源之一。

常吃山药使人"越长越好看"之说，实非妄说，古人发现并运用山药这一功能的大有人在。《神农本草经》记载，山药有"补中益气力，长肌肉，久服耳目聪明"之用。金元四大家之一的李东垣说："皮肤干燥，以此物（山药）润之。"《本草纲目》说山药"润皮肤"。《药品化义》说山药"温养肌肤"。《本草求真》指出，它润皮肤的机理在于能"补脾肺之阴，是以能润皮毛、长肌肉"。看来，山药的美容作用在于内功，是通过滋阴而间接达到养颜效果的，是一种治本之法，与各类化妆品把皮肤遮盖起来、浸泡起来的治表之法有质的区别。

❀ 号称"第二面包"的土豆也有"山药蛋"的称号

需要说明的是，一些地区把以食用功能为主的土豆也称作"山药蛋"，二者并非一物。土豆，学名马铃薯，为舶来之品，原产秘鲁，

18世纪才从东南亚和欧洲传入我国，然后由华南到华北、西北种植开来，19世纪才开始在东北种植。由于它易种、易保存、易运输，非常适合我国国情，所以很快风靡全国，成为人民生活中主要的菜蔬之一。

土豆在国外身价不凡，有"地下苹果""地梨""第二面包""十全十美的食物"等称誉。它可作为主食，也可作为副食，各种营养素含量都比较丰富。其中含蛋白质2.2%、糖14.6%、脂肪0.62%，粗纤维0.7%，同时还含有较多的钙、磷、铁、维生素C、胡萝卜素、维生素B族等。美国一家农业研究机构的专家认为，土豆比米、面有更多的优点，每餐只吃土豆和全脂牛奶，即可得到人体需要的全部食物元素。我国习俗，主要是把土豆当成蔬菜食用的，作为主食的吃法不多。

土豆入药，在国外已有之，主要用于对头痛、风湿病、骨折和消化不良的治疗。中医则认为它味甘性平，具有调中和胃、健脾益气之功，适用于胃痛、腹痛、便秘、皮肤湿疹的治疗。从功能上比较，这种"洋山药蛋"与我国的传统山药蛋有异曲同工之处，合理食用土豆对人的身体健康有直接促进作用。

白菜吃半年，医生享清闲

扫码听书

民谚释义

白菜，是我国广大劳动人民的主要食用菜之一。特别是在北方地区，每年秋、冬、春三季，它都在人们的餐桌上占有相当大的比例，农谚也有"种一季，吃半年"的说法。多吃白菜，有益身体健康，害病的人少了，医生自然就要"享清闲"了。

❀ 养生启示 ━━━━━ ◗ ◆ ◣

　　白菜，又名大白菜、结球白菜、黄芽白菜、黄矮菜、黄交菜，古称"菘"。全国各地均有栽培，而以河北、河南、山东、安徽、江苏、浙江种植面积为最大，以山东大白菜、浙江黄芽菜最为有名。除大白菜之外，春天的油菜和黑白菜，夏天的小白菜，秋天的瓢菜和洋白菜，也都属于同一个家族，目前我国的白菜品种已多达 500 余种。白菜无论油炒、水煮、腌制、醋渍均可，荤素皆宜。古谚语就有"粟为口中食，菘为养老药"之说，新谚语又有"吃菜要吃白菜心，当兵要当新四军"的说法。国画大师齐白石，在他的白菜画中还为白菜鸣不平："牡丹为花之王，荔枝为果之先，独不论白菜为菜之王，何者？"这些都说明了人民对白菜的喜爱。

　　白菜原产我国，据西安半坡新石器时期遗址中出土的白菜籽证明，距今至少有六七千年的历史。《南齐书》中有"初春早韭，秋末晚菘"的记载。陶弘景也说："菜中有菘，最为常食。"文中写白菜、画中画白菜、歌中唱白菜、诗中吟白菜者历代都有，如苏东坡的"白菘类羔豚，冒土出熊蹯"、范成大的"拨雪挑来塌地菘，味如蜜藕更肥浓"，都不失为赞美白菜的绝句。

◣ 对白菜类蔬菜中的纤维素要刮目相看

　　大白菜中含有丰富的营养，每百克大白菜含蛋白质 1.2 克、脂肪 0.1 克、碳水化合物 3 克、粗纤维 0.5 克、灰分 0.7 克、钙 33 毫克、磷 42 毫克、铁 0.4 毫克、胡萝卜素 0.11 毫克、硫胺素 0.02 毫克、维生素 B_2 0.04 毫克、烟酸 0.3 毫克、维生素 C 44 毫克。其中蛋白质的含量相当于苹果的 7 倍、鸭梨的 14 倍，维生素 C 的含量相当于苹果的 4 倍、鸭梨的 8 倍。就连以含维生素著称的西红柿，各种维生素的含量也仅有大白菜的 1/2。值得一提的是，白菜中含有丰富的纤维素。过去曾把它当成废物，实际上它在人体内起的作用很大。因为它能延长食物的咀嚼时间，以清洁口腔、锻炼牙齿、促进消化液分泌，对促进饮食物的消化吸收有直接作用。它又能增加饱腹感，从而达到减肥的目的。它还能起到润肠通便的作用，以保持肠道清洁，降低某些癌症和慢性病的发病率。有资料证明，纤维素含量较高的食物，需要 12 ～ 14 小时在肠道内排空，而低纤维素食品排空肠道的时间则需要 28 ～ 72 小时。

目前，国际营养学界把纤维素的含量作为衡量食品优劣的一个重要标志，并把它列为继蛋白质、脂肪、碳水化合物、维生素、矿物质、水之后的第七种营养素。除白菜外，韭菜、芹菜、竹笋等都属于高纤维素蔬菜，可以适当安排进食。

白菜传至国外是 16 世纪以后的事。16 世纪中叶，奥斯曼帝国的一支海上探险队遇难在海上漂泊，长期在海上的生活使船员普遍染病，轻者牙龈出血、双目失明，重者内脏剧痛而死。幸运的风把他们的船送到了非洲大陆海岸，居民们送来菜汤让他们喝。船员服汤后，病情逐渐痊愈。自此，"菜能治病"之风吹遍全世界，各国纷纷选种食、药两用的好蔬菜，中国的大白菜就被许多国家选中了。他们来到中国，索取白菜籽，移植白菜幼苗。如今，白菜在国外成了最受欢迎的蔬菜之一，号称"百菜之王"，英语称它为 Chinese cabbage（中国甘蓝），日本人盛赞白菜为"诸菜中之最良品也"。

✦ 生活中运用白菜的小验方

白菜作为药用，有解热除烦、通利二便、养胃生津之功。老百姓中也有不少行之有效的土单验方。

* 伤风感冒，以老白菜根煮汤服用。
* 气管炎，白菜、生姜、大葱一起炖食。
* 大便秘结，猪油炖白菜汤。
* 痈疽发背，白菜榨汁口服。
* 过敏性皮炎，白菜加枯矾少许，捣烂外用。
* 脚手冻疮，白菜根、辣椒熬水泡洗。
* 解酒醉，白菜籽研末，温水冲服。
* 鼻出血，鲜白菜花揉团塞鼻。

白菜虽好，却容易腐烂变质。刚成熟的大白菜水分大，应先撕去残破黄叶，放在向阳通风处晾 3～5 天，让它失去一些水分。贮存时，前期要防热：在未上冻前可放在屋外，晚上用东西盖一下就行了。后期要防冻：在大冷以后，要搬入室内，但不要太靠近火炉或暖气片。注意码垛时要留空隙，并定时倒动，经常检查。如贮存的白菜太多，可采用晒干菜、腌菜、泡菜、渍酸菜等方法，还有调剂口味的好处。腐烂变质的白菜，不能食用。因为腐烂的白菜在细菌的作用下，会产生一种有毒的亚硝酸盐，它会造成血液里低铁血红蛋白氧化成高铁血红蛋白，使血液失去携带氧气的能力，使人体发生缺氧现象，引起中毒。吃烂白菜之后，最快 10～15 分钟，最迟 2～3 小时后就会出现中毒症状，轻则头痛头晕、恶心呕吐、腹胀不适、心慌气短，重则抽搐、昏迷，乃至危及生命。腌制的白菜如果没有腌透，吃后也会出现中毒现象。牲畜吃了烂白菜同样会发生中毒，不能用它喂猪、牛、鸡、鸭。

四季不离蒜，不用去医院

扫码听书

民谚释义

坚持经常食用大蒜，对人体确有很多好处：生病少了，去医院的次数就少了；不生病了，就不用去医院了。谚语说的道理是对的，表述的语言是夸大的。

养生启示

大蒜在我国历史悠久，据孙恤的《唐韵》记载，为西汉博望侯张骞在公元前 139 年出使西域时带回。因古时西域泛称"胡"，故又有"胡蒜"的称谓。据此推算，大蒜在我国的种植史至少在 2000 年以上。

大蒜一物多能，既是生活中不可或缺的调味品，又含有丰富的营养，还是治病的良药。大蒜的调味作用主要表现在矫味、化臭腐、去油腻等方面：用大蒜配菜，菜的味道就鲜美；用大蒜烹鱼，鱼的腥味就消失；用大蒜烧肉，肉的腻性就减少。正如《本草纲目》所云："北方食肉面，（蒜）尤不可无。"

❧ 药食俱佳的大蒜

大蒜的营养作用，从大蒜所含的成分可以看出：每 100 克新鲜大蒜中含蛋白质 4.4 克、脂肪 0.2 克、碳水化合物 23 克、钙 5 毫克、磷 44 毫克、铁 0.4 毫克、硫胺素 0.24 毫克、维生素 B_2 0.03 毫克、烟酸 0.9 毫克、维生素 C 3 毫克，这些都是人体生长发育所必需的基本物质。

大蒜的药用价值，据《中药大辞典》对历代30多种典籍的综合，概括为"行滞气、暖脾胃、消癥积、解毒、杀虫，以治饮食积滞、脘腹冷痛、水肿胀满、泄泻、痢疾、疟疾、百日咳、痈疽肿毒、白秃疮癣、蛇虫咬伤"。有临床报道，大蒜对菌痢的治愈率达95%以上，对阿米巴病的治愈率达88%；用大蒜治疗流行性感冒，48小时内可使体温完全恢复正常；用大蒜治疗流行性乙型脑炎，1～2天内可控制病情发展；用大蒜治疗百日咳，急性期疗效达100%；用大蒜治疗沙眼，有效率达97.9%。其他如防治流脑、大叶性肺炎、白喉、肺结核、伤寒、黄疸型传染性肝炎、化脓性软组织感染、化脓性中耳炎、萎缩性鼻炎、牙齿过敏、滴虫性阴道炎、真菌感染、头癣、蛲虫病等，均有不同程度的疗效。生活中应用大蒜的偏方也很多，下面简单举例几种。

* 用糖醋腌制的大蒜，可治心腹冷痛。
* 用大蒜将脚心摩擦起热，可治脚转筋。
* 用大蒜烧食或煮食，可治腹泻、痢疾。
* 用大蒜切片放肚脐上再用艾灸，可治小儿脐风。
* 用大蒜取汁对鼻呼吸，可治肺结核。
* 用大蒜捣泥涂足心，可治鼻衄不止。

❧ 大蒜——绝妙的植物抗生素

现代药理研究证明，大蒜和洋葱的抗菌效力在同类高等植物中最强。它所含的挥发性葱蒜杀菌素、蒜辣素对多种细菌都有抑制和杀灭作用，对真菌、原虫的抑制和杀灭作用也相当明显。有报道说，在嘴内咀嚼大蒜3～5分钟，可以把口腔中的细菌全部杀死。大蒜中含的一种配糖体，具有降低血压和血胆固醇作用。还有研究发现，大蒜具有溶解体内瘀血的能力，从而产生治疗冠状动脉栓塞的功效。大蒜还可促进胃液分泌、增进食欲，生活食用的实践也可证明这一点。

大蒜在防癌抗癌方面也有不俗的功效。国外研究发现，动物在食用大蒜 6 天和 34 天时，基本上控制了肿瘤组织的发展，延长了患病动物的寿命。大蒜对阑尾及脾脏的网状内皮系统有明显的刺激作用，在阑尾炎患者右下腹外敷大黄、芒硝及大蒜加醋制成的糊剂，可以明显使网状细胞增生和增大，阑尾炎症消失，从而起到保守治疗的作用。

大蒜的花茎（蒜梗）和叶（青蒜、蒜苗）也供药用，前者重在清热解毒、消炎散肿，外用熬汤熏洗以治疗一切疮疡肿毒；后者能醒脾气、消谷食，为时令菜肴中之佳品。

临床观察和化学分析指出：入药时，紫皮独头蒜比白皮蒜好，新鲜的比陈旧的效力大，内服效果比其他途径明显。大蒜杀菌素受热易破坏，杀菌时最好生用；蒜汁、蒜泥不宜放置过久，一般超过5天就失效了。

大蒜也不是绝无坏处，《本草纲目》云：大蒜味辛性温，"辛能散气，热能助火、伤肺、损目、昏神、伐性"，"久食伤肝"。《本草经疏》告诫人们："凡脾胃有热、肝肾有火、气虚血虚之人，切勿沾唇。"《本经逢原》也指出，凡阴虚火旺及目疾，口齿、喉、舌诸患以及时行病后也应忌食。食用大蒜后产生的强烈的蒜臭味，也属食蒜之一弊，但不难克服：吃大蒜后只要嚼些茶叶和橘皮，口臭就可以减轻或消失。

可以说，大蒜对人利百宗而害一二：春食祛风寒，夏食解暑气，秋食避时疫，冬食暖胃肠。四季常食，的确可以少生疾病、少瞧医生。

三伏不离绿豆汤，
头顶火盆身无恙

扫码听书

民谚释义 ━━━━━━━ ▪一🂔

俗云："冷在三九，热在三伏。"三伏天，太阳当空，酷暑烤人，真如身临"火盆"一般。面对"火盆"，人们想出了许多行之有效的办法，其中就有喝绿豆汤降温一项。

✵ 养生启示 ━━━ ◆ ◗ ◗

人是恒温动物，任凭大自然风起云涌，气温多变，人的正常体温总保持在 37℃左右，上下波动不超过半度。这是由于体温调节中枢的调节，使机体产热和散热保持着相对平衡的结果。中医学认为，"暑"为重要的致病外因之一，暑气太过，气温增高，人机体的发汗机制受到阻滞，机体的平衡状态遭到破坏，体内就会有大量余热蓄积，疾病的发生就在所难免了。如影响到中枢神经系统的稳定，就会出现精神萎靡不振、体倦神疲乏力，或心烦意乱、头晕眼花、辗转难眠等；影响到消化系统，就会引起食欲不振、口燥咽干、大渴饮引，乃至发生胃肠疾患；影响到泌尿系统，就会发生尿液浓缩、排尿量明显减少，引起肾机能不全。影响到其他相关的系统，就可能出现血量减少、呼吸加快、皮肤发炎，导致痱子、疖子等。在这些疾病中，最常见的就是"中暑"。

◆◗ 绿豆汤：防暑降温清凉汤

人是第一聪明的，暑气能危害人体，人就能降服暑害。人们在实践中不断总结出一系列有效的防暑去病措施，谚语中的"三伏不离绿豆汤"属于简单易行、方便实用的一种。绿豆味甘性凉，有较好的防暑解暑之功。

*大量出汗后，饮用绿豆汤或绿豆瓣茶，可使人的疲劳感很快消失。

*夏日喝绿豆汤，可以预防疰夏病（小儿长期发热）和胃肠炎。

*用绿豆汤做成的清凉饮料，在解除烦渴的同时，能使人的小便量迅速增加。

*用绿豆、冬麻子、陈橘皮煎汤，可治疗四时小便淋沥不畅。

*用绿豆、赤小豆、黑豆、姜黄共为细末，用姜汁或蜜水调敷，治疗夏季生疮有显效。

*用绿豆粉 5 克、痱子粉 30 克、枯矾 1 克混合后搽涂痱子，效果明显提高。

*用绿豆加鲜荷叶煎水洗身，痒除身爽。

◆◗ 绿豆也是药食兼备的双冠王

绿豆，别名"青小豆"，美号"绿珠"，为豆科植物绿豆的种子。外表呈绿色或暗绿色，质坚硬，有光泽，皮薄而韧，剥离后露出淡黄绿色或黄白色的种仁。它含有丰富的蛋白质、脂肪、碳水化合物、维生素和多种矿物质，其中蛋白质和碳水化合物的含量最高，每100克绿豆内，前者的含量为22.1克，后者为59克。绿豆的各种制品遍布各地，李时珍称赞它是"济世之良谷"。绿豆汤，有清爽淡美之感；绿豆芽，老少皆宜；绿豆糕，俗而含雅；绿豆粉丝，为菜肴的家族增辉；绿豆元子，是节日家宴上的快菜；绿豆面，为糖尿病患者的理想食品。

作为药用，绿豆也有广泛用途。孙思邈说，它能"治寒热、热中，止泻痢、卒僻，利小便胀满"。孟诜说，它能"治消渴，又去浮风，益力气，润皮肤"。临床上，有用绿豆清热解毒的，凡乙醇中毒、食物中毒、农药中毒，均可用绿豆磨汁灌服；有用绿豆降血压的，凡高血压、偏头痛、视物昏花患者，可用绿豆皮、佩兰、菊花、薄荷做成枕头，长期使用；有用绿豆明目退翳的，凡视物昏花、目生翳障者，可用绿豆60克、蛇蜕1条、白糖30克、甘草6克，经芝麻油炒黄后分次吞服。此外，绿豆对腮腺炎、流感、麻疹等也有预防作用，对减轻和消除癌症病人的化疗反应有一定疗效。

绿豆皮、绿豆粉、绿豆花、绿豆芽也都作为药用：绿豆皮为眼科退翳药，绿豆粉能治疮疡、烫伤，绿豆叶可疗斑疹疥癣，绿豆花专解酒毒，绿豆芽有清热、利三焦之用。

说回正题，绿豆确实是夏季上好的解暑降温之品，常喝绿豆汤对预防中暑和其他夏季多发病有一定效果。但真正在"火盆"的烘烤下中暑或发生其他夏季疾病时，单凭绿豆汤的效力是不能解决问题的，还需要及时就医，在医生指导下进行及时治疗。

冬天常喝羊肉汤，不找医生开药方

扫码听书

民谚释义

羊肉是冬令补品中的美味之一，它不仅富于营养，而且有较高的药用价值，经常食用能温中暖下，补益气血，强健机体。机体强健了，自然就"不找医生"或"少找医生"吃药了。

 养生启示

俗话有"药补不如食补"之说，羊肉既是美味，又是良药，兼有食补、药补之功，可谓多功能的食物了。关于羊肉的功能，中医学早有精深的认识，唐代医家孙思邈说羊肉"止痛，利产妇"。明代医家李时珍说："羊肉能暖中补虚，补中益气，开胃健力，治虚劳寒冷，五劳七伤。"其他著名医家如李东垣、王士雄等在《药类法象》和《随息居饮食谱》中也各有专门的论述，大体与前说的意思一致。

给你一张生活中巧吃羊肉的处方

羊肉含有丰富的蛋白质、脂肪和维生素类。据测定，瘦羊肉中含水分 68%，蛋白质 17.3%，脂肪 13.6%，碳水化合物 0.5%，其他如无机盐、维生素 B_2、硫胺素等的含量也较其他肉类高。

羊肉味甘、性温，是治疗虚劳羸瘦、腰膝酸软、产后虚冷、腹痛、寒疝、中虚反胃诸证的上品，生活中以羊肉为食疗疾健体的用法很多。

* 羊肉 500～1000 克，加入制附子 30～60 克，文火焖煮，每日少量服食，久之可增强机体的抗病能力，感冒发病率可明显降低，对改变老年人夜尿多、怕冷、四肢不温等阳气虚症状更有明显效果。

* 羊肉 500 克、萝卜 50 克、葱白两段，共同煮食，对虚寒咳嗽、痰多而清稀者有效。

* 羊肉 500 克、大茴香 10 克、吴茱萸 3 克同煮后，食肉喝汤，对长期腹中寒冷隐痛、下利清谷者有效。

* 羊肉 500 克，加当归 30 克、白芍 15 克炖服，对产后气血大虚和虚寒腹痛有理想疗效。

其实，不仅仅是羊肉，羊的全身都是药。羊心能解郁、补心，治疗心悸、气短、易惊、失眠、健忘，调节自主神经功能。羊肝能益血、补肝、明目，治疗血虚萎黄、肝虚眼花、夜盲症和青光眼，为眼科要药。羊肾补肾气，益精髓，治肾虚劳损、腰脊疼痛、足膝痿弱、耳聋、早泄、阳痿、遗尿。羊肚（胃）补虚、健脾胃，治疗消渴、盗汗、尿频、肌软无力。羊血止血、祛瘀，饮热羊血一二小盏可治吐衄不止，羊血煮熟拌醋食可治大便下血。羊乳温润养人，羊奶中含有丰富的钙和铁质，山羊本身又很不容易得肺病，结核病人长期饮用羊奶颇有益处。

羊脂补虚、润燥、除风、化毒，治肌肤枯憔、久痢、丹毒、疮癣。羊骨、羊髓益阴补髓、润肺泽肌、强健筋骨，凡男女阴气不足、皮毛憔悴、筋骨无力、骨蒸劳热、膏淋、白秃头疮、舌上生疮者，皆可用之。羊胰、羊脬、羊外肾、羊蹄分别具有补肾、益精、助阳之功，对肾虚腰痛、遗尿、遗精、阳痿、妇女带下、疝气、阴肿等有辅助治疗的效果。羊脑润皮肤，外用涂损伤、肉瘤、肉刺，有一定效果。羊黄、羊角泻热、利痰、通窍、镇惊，治风痰闭窍、痰火昏迷、热病谵妄、小儿惊痫。

🐑 除羊肉膻味有窍门

坚持长期食用羊肉，喝羊肉汤、羊骨汤，饮用羊奶对人的身体健康是大有益处的。羊肉汤，是中原地区的美味小吃之一，早吃羊汤已经成为当地的生活习俗，有人坚持长年不断，甚至喝淡汤而不加盐，据说补力特大。近年新兴的烧、烤、涮，也是以羊肉为主要原料的，大有风靡全国之势。

不过羊肉有股膻味，很多人因此而不愿食之。其实这个问题不难解决，采取一些简单易行的方法就可使膻味消除或减轻了。

* 煮羊肉时，每千克羊肉中加入 50 克醋，待水煮开时换清水重煮，膻味即可解除。

* 每千克羊肉中，放入 1 包咖喱粉或 1 把绿豆再煮，膻味也可除掉。

* 每千克羊肉中，放入 1 个萝卜同煮，萝卜熟时膻味也就消失了。

* 烧煮羊肉时，放入适量葱、姜、橘皮等调料同煮，不盖锅盖，既可除膻气，又能增强羊肉的滋补作用。

正月茵陈二月蒿，
三月割了当柴烧

扫码听书

民谚释义

茵陈、茵陈蒿，都是同一种植物，只是叫法不同。在黄河流域的农历正月、二月，它苗旺味厚，是药用的最好时期。随着时令的变化和气温的升高，到了阳春三月，茵陈已是叶败株黄，入药不行，"割了当柴烧"也是不错的。这条谚语告诉人们的是，茵陈有效成分的高低、药用价值的大小，与采收季节有密切关系。

❀ 养生启示

茵陈，《广雅》《吴普本草》作"因尘"。杜甫有诗曰："棘树寒云色，茵陈春藕香。脆添生菜美，阴益食单凉。"（《陪郑广文游何将军山林》）后人注曰："茵陈，蒿类。经冬不死，更因旧苗而生，故名。"《图经本草》亦说："秋后叶枯，茎秆经冬不死，更因旧苗而生新叶，故名茵陈蒿。""春三月，此谓发陈"，《黄帝内经》中说的春天大自然的推陈出新之象，与茵陈的原始意义是有关联的。

防治肝病一要药

茵陈，是一种用途很广的药材，同时还是理想的保健食品。由于各类肝病的发病率在全球一直居高不下，并时有规模不等的流行，茵陈在防治部分类型的肝炎中又有确切疗效，故它一直是近年来药材市场上的畅销品。中医认为，茵陈的主要功能是清热利湿，可用于对湿热黄疸、小便不利、风痒疮疥的治疗。入方如茵陈蒿汤、茵陈四逆汤、茵陈汤、茵陈蒿散等，几乎重要的古医籍中都有专门介绍。如《本草正义》说："茵陈，味淡利水，乃治脾、胃二家湿热之专药。"《本草述钩元》说:"兹物之投于外感之阳黄、阴黄皆宜,于内伤之湿热亦宜,惟于内伤之寒湿者不宜。"现代研究认为,茵陈有利胆、护肝、利尿、降压、降脂、灭毒、抑菌的功能。临床有用其为主药,治疗传染性肝炎的大量报道,总有效率差不多都在 90% 以上。

◆ 春季防病之佳蔬

茵陈食用的历史很长,《本草纲目》说:"昔人多莳为蔬。"到了明代,茵陈还是不少地方的常食之物。"淮扬人二月二日犹采野茵陈苗,和粉、面作茵陈饼食之"(《本草纲目》)。春季是各种细菌、病毒滋生繁殖的活跃期,也是各种旧病新疾的多发期。恰好,茵陈应时而生,成为人们防治疾患的天然菜蔬。各地创造出的食用方法颇多,主要有凉拌茵陈、清蒸茵陈、茵陈水饺、茵陈春卷、茵陈窝头、茵陈红枣汤等。把茵陈配上各种辅料,加之风格各异的烹调技艺,实属难得的绿色佳肴。

马齿苋是个宝,
痢疾不用尝百草

扫码听书

民谚释义

马齿苋是治疗痢疾的良药,是老百姓发现并长期应用的防病治病的宝贝,古今如是。这一民谚流传极广,也非常实用。

❈ 养生启示

马齿苋,因其叶片形似马的牙齿而得名。其别名甚多,有以其食用为菜角度命名的，如马齿菜、马踏菜等；有以其分布广泛特点命名的，如五方草、五行草等；有以其味酸性寒特征命名的，如酸苋、酸味菜等；有以其养生保健功能命名的，如安乐菜、长命苋、长寿菜等。据对古今书籍不完全统计，其别名达20余个，其群众基础之广泛、乡土气息之浓厚可见一斑。

在中原地区，马齿苋还有一个"晒不死"的名字，据说是汉光武帝刘秀的加封。当年，刘秀迫于篡权的王莽的追赶，酷暑难当，还闹起肚子来。危急之中，藏身于一株特大的马齿苋下，不仅躲过了追兵，而且靠口嚼马齿苋还解了口渴、止住了痢疾。烈日炎炎，马齿苋却鲜嫩如水洗一般，全无其他草类在烈日下表现出的萎败之象。刘秀赞其护身疗疾之功、高温不屈之质，遂赐名"晒不死"。

❦ 预防治疗痢疾十发九中

马齿苋治痢疾，在我国有悠久的历史。自《唐本草》记载马齿苋能清热解毒，治热痢脓血以来，历代本草和有关典籍均有类似论述。公元992年，从广泛收集历代民间效方基础上整理而成的《太平圣惠方》上刊辑的用"马齿菜两大握、粳米三合，以水和马齿苋煮粥，不着盐醋，空腹淡食"治血痢的"马齿粥"，虽距今千载而疗效不衰。

对马齿苋的成分分析可知，它含有大量去甲基肾上腺素和钾盐，还含有多巴、多巴胺、多种维生素、蛋白质、矿物质和丰富的碳水化合物。研究发现，它具有广谱的抗菌作用，对痢疾杆菌、伤寒杆菌、大肠杆菌、金黄色葡萄球菌等具有杀灭或抑制作用，其中对痢疾杆菌的杀灭作用不亚于西药磺胺脒和红霉素类。临床报道，马齿苋对急、慢性菌痢的预防和治疗均有显效，其中对急性病例的有效率达90%以上，对慢性病例的有效率在60%左右，而且未发现毒性及不良反应。

* 用马齿苋鲜品500克或干品250克，煎汤滤汁口服，每日2～3次，连服1周，对痢疾具有预防和治疗的双重作用。
* 把鲜马齿苋洗净切碎，炒菜、包馄饨、做包子、煮米粥等，连续食用10～15天，可有效控制痢疾的发生。
* 马齿苋、黄芩、黄连、黄柏、地锦草、黑地榆、白头翁、秦皮共同煎汤口服，治疗痢疾效果明显。
* 用马齿苋煎液，稀释后保留灌肠，或制成针剂进行肌肉注射，治疗痢疾立竿见影。

大量临床实践证明，只要用药及时，应用马齿苋防治痢疾的效果一般都比较满意。就预防而言，经数千例观察，在菌痢流行季节里按上述方法运用马齿苋的地区，发病率均明显下降；就治疗论，急性病例用药后各种临床症状都能迅速得到不同程度的控制：有发烧症状的，体温多在 1～2 天内恢复正常；排便次数频繁的，多在 3～5 天内得到恢复；腹痛和里急后重明显的，多在 2～4 天内减轻和消失；大便培养为阳性的，多在 2～6 天、最迟 11 天内转为阴性。对痢疾带菌者、肠炎、消化不良性腹泻等采用马齿苋制剂治疗，同样能收到良好效果。

✦ 清热解毒疗效众

防治痢疾，是马齿苋清热解毒、散血消肿功能的体现之一，其治疗疾病的范围远远不止此项。在古今医案中，以马齿苋治疗热淋、血淋、带下、痈肿、恶疮、丹毒、瘰疬、消渴诸证都有无以计数的成功病例。近年有临床报道称，用马齿苋注射液治产后出血、剖宫产或刮宫等原因引起的子宫出血，有明显的止血和收缩子宫作用。

马齿苋的种子也可作药用，为眼科常用药物。

马齿苋药源广阔，全国各地均有。夏秋两季，当茎叶茂盛时割取全草，洗净泥土，即可药用或食用。如要存干品，就用沸水略烫后晒干。

小儿磨牙，白术可拿

扫码听书

民谚释义

小儿经常会在夜间发生磨牙现象，中药白术可以治疗好这种病，谚语说的就是这层意思。果真如此吗？对磨牙发生的机制和白术的药理作用分析以后，这个问题自然就有了圆满的答案。

❈ 养生启示 ━━━ ◗ ◗ ◗

牙齿是人体的重要器官之一，中医学称之为"户门"，比喻为饮食进入人体的门户和关口。在大脑相关神经的支配下，对应牙齿之间产生的互相咬磨动作，产生了对饮食物的粉碎、加工过程。牙齿的咀嚼运动，不仅不会损害牙齿，而且还对健康有益。因此，古今医家都把上下牙齿的适时对叩，视为养生健身之道。

◆ 不可忽视小儿夜间磨牙现象

小儿夜间熟睡后出现的磨牙现象，不同于人清醒状态下进行的咀嚼运动。夜间人处于睡眠状态，此时磨牙，意味着大脑相关神经在"加班"指挥牙齿工作。大脑皮质中有关神经的这种"夜以继日"的工作，偶尔表露一下尚可，长此以往，就要造成脑神经细胞的损害，还可能引起连锁反应，导致其他疾病的发生。夜间发生的这种"空嚼干磨"运动，使人的上下牙面之间直接接触，既无油无水滋润，又无食无物补垫，势必导致牙齿表面的釉质损害，从而对牙齿的正常咀嚼功能产生不良影响，引发各种牙病和其他相关病症。可以毫不含糊地说，小孩经常性夜间磨牙，是为病态。

小儿发生夜间磨牙现象的原因多种多样：譬如，当发育尚不完备，自身脾胃功能还不健全的小儿，在遇到格外喜欢的食物时，容易狼吞虎咽，家长纵容乃至支持孩子的这种不良做法。这种经常性地饥饱不适，就会成为饮食失调、消化不良的病因，也是发生夜间磨牙的原因之一。再如，一些孩子平时不注意饮食卫生，使一些致病因子随着不干净的饮食物或孩子的脏手由口而入，蛔虫、蛲虫等肠道寄生虫就"应运"疯长，当它们自由自在地在人体活动时，一方面分泌出毒素和通过代谢产生毒素，一方面直接牵动腹壁，通过大脑中枢引起咀嚼肌的反射性收缩，从而产生磨牙。还有的孩子白天东奔西颠、贪玩好耍，或大哭大闹、烦躁不安，造成身体过于疲劳、过于兴奋，在大脑皮质中形成的兴奋灶，一直到晚上睡熟时尚不能消失，有关神经还在继续进行着白天的工作。于是乎，上下牙之间就打起架来，发生摩擦。

❀❀ 白术治疗小儿夜间磨牙是可行的方法之一

白术，为多年生草本植物，主要产于浙江、安徽、江苏、江西、湖南、湖北、四川、贵州等地，以浙江的产量最高、质量最优，其中又以于潜、昌化、天目山一带生长的野生白术为佳，号称"于术"。因其盘结丑怪，犹如野兽之形，还被称为"猴子术""狗头术"。

理想的药用白术，应当于每年霜降至立冬时节采挖，经烘干或晒干后入药，前者称为"生术"，后者称为"生晒术"或"冬术"。临床上，根据病情需要，需要做进一步的加工，如炒白术、焦白术等。仅炒白术之法就有多种，有麸皮炒、黄土炒、蜜水炒、姜汁炒、米汤炒、人乳炒等。

中医认为，白术有补脾、益胃、燥湿、和中的功能，以治疗脾胃气虚、不思饮食、倦怠少气、虚胀泄泻、痰饮水肿、黄疸湿痹、小便不利、头晕自汗、胎气不安等证，被历代本草奉为"安脾胃之神品""除风痹之上药""消痞积之要药""健食消谷第一要药"等。它的这些功能，在临床上运用十分广泛，并经常与其他药物相结合，充当君、臣、佐、使各种角色。药理及动物实验证实，白术具有明显持久的利尿、降血糖、抗血凝、抗菌和增强肌力的作用。

以上分析可知，白术对各种原因引起的小儿磨牙具有决定或辅助性治疗作用。"小儿磨牙，白术可拿"的谚语，说得是有道理的。洛阳名老中医吴权国医师，当年曾在杂志上发表过专用白术治疗小儿磨牙的验方，更为这一谚语提供了临床依据。

白术 100 克，温开水泡软后，放入器皿中，与蔗糖层叠摆放（即一层白术一层蔗糖，如此反复摆放），然后放入笼屉蒸熟。

上方让小儿坚持食用，每日 1 次，每次 15 ～ 20 克，对口角涎出、咯咯咬牙、食少体瘦者有明显效果。

需要指出的是，小儿夜间磨牙的机制是复杂的，中医治疗又是讲究辨证施治的。白术治小儿磨牙，虽然是有效的方法之一，但绝不是唯一的方法。如小儿夜间经常磨牙时，应当到医院去确定病因，在医生的指导下服用适合病情的中西药物。

热天两块瓜，
药物不用抓

民谚释义

　　瓜果是暑天清凉解渴的佳品，老少皆宜。把食瓜与防病联系在一起，并且说得如此出神入化，这条民谚真是把瓜的妙处形容到家了。

❀ 养生启示

　　药食同源，是中国祖先的发明；食疗，是中医学的特色。大凡可食的五谷、菜蔬、瓜果，在享受饱腹、美味的功能之外，都有一定的养生、防病、疗疾作用，在有意无意间为人类健康造福。

◆ 大话西瓜

　　在瓜果中称"王"的，就是西瓜。它原产非洲南部沙漠，后引入我国新疆的回纥地区，五代时一位叫胡峤的县令又把它引入内地。经过我国历代聪明智慧的劳动者不断改良、改造、创新，我国西瓜的品种、种植面积都已位居世界前茅。"碧蔓凌霜卧软沙，年来处处食西瓜"（宋·范成大《西瓜园》）。从严寒的东北到酷热的海南，从干燥的新疆到潮湿的江浙，到处都有西瓜出产。其中杭州甜脆如蜜的平湖瓜、上海香甜可口的三白瓜、新疆汁多肉厚的无子瓜、开封个大皮薄的庆丰瓜等，都是在中外享有盛名的佼佼者。

　　李时珍在《本草纲目》中对西瓜作了详细描述："其类甚繁，有团有长，有尖有扁。大或径尺，小或一捻。其棱或有或无，其色或青或绿，或黄斑、糁斑，或白路、黄路。其瓤或白或红，其籽或黄或赤，或白或黑。按王祯《农书》云：瓜品甚多，不可枚举。以状得名，则有龙肝、虎掌、兔头、狸首、羊髓、蜜筒之称；以色得名，则有乌瓜、白团、黄扁、白扁、小青、大斑之别。然其味，不出乎甘香而已。〈广志〉惟以辽东、敦煌、庐江之瓜为胜，然瓜州之大瓜、阳城之御瓜、西蜀之温瓜、永嘉之寒瓜，未可以优劣论也。甘肃甜瓜，皮、瓤皆甘，胜糖蜜，其皮曝干，犹美。"

西瓜所含的营养素非常全面，几乎囊括人体需要的各种养分，主要为苹果酸、磷酸、精氨酸、枸杞碱、番茄色素、维生素 C 等，而葡萄糖和蔗糖的含量最高，可以为机体提供大量的热量，给机体补充可观的营养。西瓜的种子，是蛋白质和脂肪的宝库，每千克西瓜子中所含的蛋白质量达 120 克左右，脂肪的含量也比黄豆还高 1 倍。西瓜皮含有丰富的盐类和酶，是与人体水液代谢有密切关系的物质。西瓜的含水量达 94%，人们直接感受到的就是它那甘美如饴的果汁。中医称它为"天然白虎汤"，极言其清热祛暑之功力。

西瓜味甘性寒，有"寒瓜""夏瓜"之称，是药食俱佳的夏令果品。李时珍在《本草纲目》中总结出它具有"消烦止渴，解暑热，疗喉痹，宽中下气，治血痢，解酒毒"的功效。因此，凡中暑引起的昏厥、肾炎引起的少尿、高血压引起的眩晕、血虚引起的脱发、脾虚引起的厌食、肾虚引起的劳损等，均用之有效。它的这些疗效，不仅有可靠的中医基础，而且逐一被现代的研究结果所证实：日本学者吉本报告说，西瓜中的糖分具有利尿作用；木村报告说，西瓜中所含的少量盐类，对肾炎有特殊功效。西瓜汁还有清热利湿退黄的作用，可用于对胆囊炎、胆石症和肝炎等的辅助治疗。德国学者的一项研究说，高血压患者如每天能坚持吃两根香蕉和 400 克西瓜，就足以使血压趋于稳定，这与西瓜含有丰富的矿物质钾有关。人们利用西瓜的这些药理作用，把西瓜瓤做酱酿酒、西瓜皮腌菜炒菜、西瓜子糖渍盐炒食用，让西瓜更广泛地为人们的生活和健康服务，难怪有人说"西瓜浑身是宝"。有人吃了西瓜后把瓜皮和瓜子乱扔，这不仅影响环境卫生，而且也白白扔掉了西瓜的许多有效成分。

同任何事物都具有两面性的规律一样，食西瓜也不是绝无坏处的。如一次食之过多、连续大量食用，或食用生瓜、变质瓜，则势必损伤脾胃，引起腹痛、泄泻诸症。因此，要正确认识西瓜的作用，不能图一时痛快而狼吞虎咽、无限量食用，或"以瓜代饭"，影响主食和其他食物的全面摄入。

小说甜瓜

与西瓜营养作用差不多的还有甜瓜，它也是人们理想的夏令果品之一。甜瓜在我国的种植很早，品种也很多，随着运输的快捷、便利，如今人们不仅可以享受到本地产甜瓜的美味，而且可以品尝到新疆哈密瓜、甘肃白兰瓜、山东银瓜、江西梨瓜、浙江黄金瓜、河南王海瓜、陕西白兔娃、黑龙江铁把青等异香甘甜。

甜瓜所含的蛋白质、钙质和糖比西瓜还高，适量食用，对于改善口干舌燥、大便秘结、小便黄赤、心烦头昏、腹满食少等许多病症都有一定益处，收到止渴、消暑、清热、利尿、润肠、健胃的功效。甜瓜的皮、叶、蒂、子也都作为药用，子可清热、解毒、利尿，用于肺痈、肠痈、淋证的治疗；蒂可消炎、退黄、洗胃，用于催吐和对传染性肝炎的治疗；叶可消肿、散瘀、灭菌，用于头癣、跌仆损伤的治疗，并具有驱虫的作用。"甘瓜苦蒂，天下物无全美"（《诸子集成·墨子》）。瓜蒂的苦味，既是其毒性的表现，也是其药用作用的基础。药用要用其苦，食用需避其苦，食前先把瓜蒂削掉，以避免引起食后中毒。

桃养人，杏伤人，李子树下抬死人

扫码听书

民谚释义

桃于汉武帝时从我国的甘肃、新疆一带传入波斯，继之传入欧洲及世界各地。英国人吃到桃子是15世纪的事，到了美国就是16世纪了。古希腊植物学家阿弗莱土塔士，出于自己认识上的局限性，错误地给桃命了一个拉丁文名叫"波斯桃"，因此误导了不少人。

说起桃、杏、李子，孩提时期的许多美好回忆就会立时而现。在那金色的童年，每次看见鲜艳的白桃，就心动眼馋，老人总是一边嘴里骂着"馋鬼"，一边拿出钱来满足孩子们的要求，说是"桃养人"。看到那金灿灿的黄杏，抑制不住的口水几乎就要流出口来，缠来缠去也只给买几颗尝鲜，说是"杏伤人"。看见那红里透亮的李子，会使人胃口大开，老人却板着脸说："李子树下抬死人。"硬是不让吃的。对于老人们的这些说法，过去没有追究过它的道理；可对于如今的孩子们，如果说不出子丑寅卯来，他们是不干的。

✿ 养生启示 ━━━━◀◀◀

桃、杏、李子，都是老百姓熟悉和可以品味到的水果，在古籍中被使用、借用的记录也屡见不鲜。"桃之夭夭，灼灼其华""草绿芳洲，碧桃几树掩红楼"，是说桃的；"春色满院关不住，一枝红杏出墙来"，是说杏的；"桃李满天下""艳如桃李""桃李不言，下自成蹊"，说李之外，还把桃和李这对同属蔷薇科植物的姊妹花相提并论。本来声誉齐名的它们，在谚语中的评价为何有这么大的差异，这是需要解开的疑团。

❦ 甜桃益人

桃，最早产于我国的陕西一带，迄今已有3000多年的栽培史。如今，我国桃的品种已发展到数百个，仅市场上常见到的食用桃就有70多种。

桃在农历三月开花，为春天的象征。希望发财、吉祥是人的一种企盼，于是有了"桃花运"之说，它除了男女相爱的含义之外，在宾馆、饭店、酒楼、商店尚有祈求生意兴隆的寓意。广州人有迎春插桃花的风俗，希望一年生意兴隆、吉祥如意。桃花有利水、活血、通便的作用，对水肿、脚气、痰饮、积滞、二便不利、经闭都有不同的治疗作用。用桃花6克煎服，每日1剂，有明显的利水作用；大便不通，用桃花做菜包、馄饨，当日即通；以干桃花粉拌猪油治秃疮，有一定效果。

人们盛赞桃花之美，更器重桃的营养和药用。据测定，每百克桃含蛋白质 0.8 克、脂肪 0.1 克、碳水化合物 7 克、粗纤维 4.1 克、钙 8 毫克、磷 20 毫克、铁 10 毫克、胡萝卜素 0.01 毫克、硫胺素 0.01 毫克、维生素 B_2 0.02 毫克、烟酸 0.7 毫克、维生素 C 6 毫克。此外，尚有多种挥发油和有机酸。从桃的这份营养成分表中不难看出，"桃养人"是大有道理的。食桃还有增寿之益，古人就把桃称为仙桃、寿桃、寿果。

作为药用，桃有生津、润肠、活血、消积之功，以补心气、养肝气、活血脉、通月经、消烦渴、利大肠。《日华子本草》还称桃为"肺之果，肺病宜食之"。

* 虚汗盗汗，碧桃干 15 克煎服。

* 肺结核，可常年食桃脯。

* 老年便秘，常食鲜桃。

桃仁、桃叶都入药

桃仁入药，以用其破血行瘀、润燥滑肠之长，治疗妇女闭经、癥瘕、热病蓄血、风痹、疟疾、跌打损伤、瘀血肿痛、血燥便秘。

* 妇女经闭腹痛，用桃仁 9 克、牡丹皮 6 克、红花 3 克，用酒、水合煎，每日 3 次分服。

* 咳嗽气喘，用桃仁 90 克，研碎滤汁，用其汁和粳米 120 克煮粥食用。

* 老人便秘，用桃仁、柏子仁、火麻仁、松子仁各等份，共为蜜丸，每日 3 次服用。

* 损伤瘀血，用桃仁 14 枚，大黄、硝石、甘草各 30 克，蒲黄 45 克，大枣 20 枚煎汤尽下，瘀血立出。

桃叶有祛风湿、清热、杀虫之功，对头风、头痛、风痹、疟疾、湿疹、疮疡、疥癣都有治疗作用，尤其是对除四害有显著效果。盛夏季节，把桃叶铺在床上，能驱虫灭虫；把桃叶晒干碾成细粉，塞在床缝、墙缝等处，能杀灭臭虫；桃叶煮沸成汁后，再浓缩喷洒在床上、床下，可以消灭跳蚤；桃叶捣碎，投入污水坑内可以灭子孑，投入粪池可以杀蝇蛆，拌粥能够诱杀苍蝇，阴干后熏房能够杀灭蚊子。

桃枝避疫疬，有预防多种传染病的作用；桃根消黄疸、止血、治痔疮；桃胶有治痢疾、通下尿路结石的作用等，难以尽述。

桃虽养人，但其味甘而性温，亦不可过量食之，过食之则生热。桃仁有毒，一般不可作食品。

❀ "杏伤人"只说了杏的一面

杏,原产我国,《管子》一书里就有"王沃之土宜杏"的记载,《山海经》中也有"灵山之下,其木多杏"的话。如今,我国杏的品种已有1500多个,有名的如河北的香白杏、半枝红、红甜核,山东的将军杏、栗子杏、海中红,陕西的曹杏、白沙杏,河南的八达杏、麦黄杏,新疆的包仁杏等。

为何说"杏伤人"?《食经》说:"味酸,大热","不可多食,生痈疖,伤筋骨"。《日华子本草》说:"热,有毒。"《本草衍义》说:"小儿尤不可食,多食致疮痈及上膈热。"杏的酸味,能使人"牙倒",对牙齿不利;强酸味对钙质有破坏作用,可能对小儿骨骼发育造成影响。一次性食杏过多,可能引起邪火上炎,使人流鼻血、生眼眵、烂口舌,还可能引起生疮、长疖,或发生腹泻。

正像养人的桃对人有害处一样,伤人的杏并非对人没有好处。杏有很高的营养成分,它除了含有5%~15%的糖外,还含有其他多种营养素:每百克杏含蛋白质0.82克、钙2.34毫克、磷2.16毫克,铁0.72毫克,还含有维生素A、维生素B$_1$、维生素B$_2$、维生素C等。杏仁的营养价值更丰富,每百克杏仁含蛋白质2.4克、脂肪4.8克、钙1.298毫克、磷1.858毫克、铁3.58毫克。用杏仁榨出的油,可直接食用,还可作为生发油和一些仪器的高级润滑油,经济价值很高。杏的各种制品,如杏脯、杏酱、杏干等也畅销国际市场,成为人们喜爱的保健食品。1922年,美国著名医学家罗伯特、麦卡利桑等人,考察了喜马拉雅山麓一个遍布杏林的、仅有5万人口的王国,发现居住在那里的人长寿而又不患癌症,这与他们长年以杏子和杏仁为食不无关系。后来的科学试验证明,杏中确实包含有丰富的抗癌物质。

杏与医药自古就联系在一起:三国时的名医董奉,医德高尚,受益的患者纷纷在他居住的院落附近栽植杏树,数年间得杏树10万余株,后来"杏林"就成了对医家的颂词,"杏林春暖""虎守杏林""杏林生辉"的条幅、匾额,"杏林堂""杏春堂""杏花堂"之类的药材店到处可见。

❀ 有益肺肠的杏仁

杏能润肺定喘,生津止渴,《备急千金要方》《滇南本草》《随息居饮食谱》等医籍中都记载它有"去冷热毒""治心中冷热""解温疫"

的多种功效。杏仁，有祛痰止咳、平喘、润肠的作用，为治疗外感咳嗽、喘满、喉痹、肠燥便秘的常用药。因肺寒而喜发咳嗽者，可用杏仁 15 克、细辛 2 克，粉碎后制成水丸，每于舌下含化；咳嗽日久、喘息不能平卧者，可用杏仁、胡桃肉各 15 克，生姜 6 克，捣为细泥，加入蜂蜜，用开水调服；大肠燥结不利，用杏仁 9 克、桃仁 6 克、瓜蒌仁 10 克、川贝母 6 克、陈胆星 6 克、神曲 5 克、生姜 3 片，水煎服，每日 1 剂；疮疡肿痛，用杏仁与轻粉、麻油一起研滤取膏，调搽患处。

杏叶、杏花、杏枝、杏树皮、杏树根也均作药用。杏叶，治目疾、水肿；杏花，治女子伤中、无子；杏枝，治跌打损伤；杏树皮，解杏仁中毒；杏树根，堕胎。

❀ 给李子平反

李子，在《诗经》中被称为"李"。之后，又有"李实""嘉庆子"之称，全国大部分地区都有分布。

李子的营养，在水果中也属于较高的。每百克李子中含蛋白质 0.48 克、脂肪 0.66 克、碳水化合物 16.44 克、纤维素 1.04 克、胡萝卜素 0.066 毫克、硫胺素 0.01 毫克、维生素 B_2 0.018 毫克、烟酸 0.28 毫克、维生素 C 0.1 毫克、钙 16.2 毫克、磷 19 毫克、铁 0.48 毫克。这些数据足可以说明，"李子树下抬死人"的说法是欠公允的。

李子入药，有清肝涤热、生津、利水的用途，对虚劳骨蒸、消渴、腹水有治疗作用。《本草求真》说："李味属肝，故治多在肝，正思邈所谓'肝病宜李'之意也。中有痼热不调，骨节间有劳热不治，得此酸苦性入，则热得酸则敛，得苦则降，而能使热悉去也。"

李子的根、树胶、核仁、根皮也都有治疗作用：根重清热解毒，能治疗消渴、淋病、痢疾、丹毒、牙痛；树胶能治目翳、透发麻疹、定痛消肿；核仁善散瘀、利水、滑肠，以治疗跌打瘀血作痛、痰饮咳嗽、水气肿满、大便秘结、虫蝎蜇痛；根皮可清热下气，能治疗消渴心烦、奔豚气逆、带下、齿痛。

不过，多食李子确实会造成对人体的危害。孙思邈说："不可多食，令人虚。"《滇南本草》载："不可多食，损伤脾胃。"《随息居饮食谱》中也有"多食生痰，助湿发疟疾，脾虚者尤忌之"的话。生活中证实，多食李子能使人表现出虚热、脑涨等不适之感。发苦涩味和入水不沉的李子有毒，是不能吃的。

综上所述，桃、杏、李三种水果的利与害是相对而言的，必须辩证看待。

仨胡桃俩枣，常吃常好

扫码听书

民谚释义

这条谚语是说常吃胡桃和大枣好处的，"仨"和"俩"在口语中常作"为数不多"的代称，不是指具体的数字。从医学科学的角度讲，这条谚语所反映的内容是正确的，坚持经常、少量的食用胡桃和大枣，对人健康确有益处。

❋ 养生启示

胡桃和大枣，是普通老百姓都时常能接触到的干果，前者以补肾著称，后者以养血见长，二者在养生中地位显赫，所以才有了这样的谚语流传。这一方面反映了老百姓对养生的重视，一方面证明了医学与人民生活的密切联系。从这点出发去看待医学谚语，它们在架构医学与实践关系中的作用，是功不可没的。

◆ 补肾：小胡桃有大作用

胡桃，原产西域地区，故以"胡"冠之；公元前139年传入我国后，国人以其形实特征名之，又称其为"核桃"。迄今，胡桃在我国已有2000多年的种植史，早已成为受民众欢迎的本土化的干果。它性温味甘，在医疗上有补肾固精、温肺定喘和润肠之效，对肾虚喘咳、腰痛脚弱、阳痿遗精、小便频数、小便淋沥、大便秘结等多种疾病具有防治作用。民间有用油炸胡桃仁治疗尿路结石，用炒黑的胡桃研成糊状治疗皮炎、湿疹和坚持晚上睡前食胡桃仁治疗肾虚耳鸣、脱发等经验方，都有确切的效果。

胡桃，属于高营养食品，主要营养成分在可食的核仁中。除65%的脂肪、17%的蛋白质、16%的碳水化合物外，还含有多种维生素、微量元素等成分。有报道称，胡桃中脂肪、蛋白质的化学结构比较特殊，容易被人体吸收。胡桃中氨基酸和赖氨酸的含量比蛋黄还高，是构成人生命的基本物质。胡桃的油脂中，含有丰富的叶红素，不仅是价值很高的营养品，而且可以减少肠道对胆固醇的吸收，有利于对动脉硬化、高血压、冠心病的防治。坚持经常、少量食用胡桃，可使人的体重增加、血清蛋白增加，凡从事繁重的体力和脑力劳动者，都可以经常吃些胡桃，以补充机体的过度消耗。

除了胡桃仁的药用和营养价值以外，胡桃的其他部分也都对人体有用：它的叶子叫胡桃叶，有杀菌作用，可以熬水熏洗治疗疥癣；它的硬壳叫胡桃壳，烧成灰后用清油调成糊状可以治疗乳腺炎；它的花瓣叫胡桃花，泡酒后经常涂擦可以蚀掉瘊子；它的嫩枝叫胡桃枝，与鸡蛋煮后同食可以治疗子宫颈癌；它的老根叫胡桃根，煎汤频服可以治疗大便秘结；它的油脂叫胡桃油，滤净后滴耳可治中耳炎；它的青皮叫青龙衣，洗干净擦拭皮肤可以治疗顽癣；它中间的木质薄片叫分心木，水煎后服用可以治疗遗尿、遗精。现代研究认为，胡桃具有消炎、收敛、抑制渗出和安抚、治痒等作用，与中医的认识是基本一致的。

❧ 红枣：天然的维生素丸

我国著名的大枣品种有皮薄质细的北京郎家园枣、甘甜爽口的河北玉田枣、果脆个大的河南灵宝枣、肉厚味美的新疆雪水枣、汁多味甘的山西太谷蜜枣和素有"枣王"之称的山东无核金丝枣等。其他如陕西的大荔枣、江苏的窑坊枣、甘肃的敦煌枣、浙江的南枣等，也都久享盛名。据《酉阳杂俎》记载，最为名贵的要数洛阳古代的仙人枣了。该品种"长五寸，核细如针"，甘美之味世上罕有，故而得名。遗憾的是，这种枣后来逐渐蜕变而趋于绝迹了。如今洛阳有一种"碧枣"，酷似史书所载之仙人枣者，但终不及原品。

大枣，为我国特产，全国各地均有，以河北、河南、山东、四川、贵州等省为最多。本草典籍《本草备要》总结出枣能"补中益气，滋脾土，润心肺，调营卫，缓阴血，生津液，悦颜色，通九窍，助十二经，和百药"的功能，差不多算是统治全身之药了。在医圣张仲景的《伤寒杂病论》一书中，全部的方剂为 113 个，而用枣者竟达 58 方之多。美国有科学家认为，红枣是一种"天然的维生素丸"，从另一个角度盛赞了枣的补益作用。

鲜枣中维生素 C 的含量，在水果、蔬菜类中居第一位，每千克鲜枣中含量高达 5000 毫克左右。加之它还含有较多的铁和磷质，临床上常用红枣加红糖煮食，以治疗各种贫血；如再加入鸡蛋和瘦肉食用，则效果更明显。脾虚、体弱之人，用红枣 30 枚，加党参 50 克煮食；自汗、盗汗之人，用红枣 30 枚加黄芪、浮小麦各 30 克煮食，均有理想效果。红枣还对过敏性紫癜、血小板减少、肝炎等疾病有辅助治疗作用，与现代研究得出的枣有保护肝脏、降低血清谷丙转氨酶、增强肌力和增加体重的作用相吻合。老年人多吃红枣，还能养颜益寿，俗话说的"一日吃三枣，终生不显老"就是这个道理。

中医学认为，人的身体是否健康取决于先后二天之气：先天之气源于肾，后天之气源于脾胃。先天作用强，对后天有促进作用；后天作用强，对先天有补养作用，先、后天作用都强壮了，机体就不发生或少发生疾病。胡桃之功以补益先天肾为要，大枣之能以补益后天脾胃为主，经常食用"仨胡桃俩枣"，既养先天，又补后天，对促进人体健康肯定是有积极作用的。

红果一串，顿顿加饭

扫码听书

民谚释义

红果，学名山楂，因其周身赤红而驰名。"顿顿加饭"，是说红果有健脾益胃、促进食欲的作用。

❀ 养生启示 ━━━━◖ ◗ ◗

关于红果健脾益胃的作用，明代本草学家李时珍在《本草纲目》中写得明白，他说："凡脾虚，食物不克化，胸腹酸刺胀闷者，于每食后嚼二三枚，绝佳。"他说的这种"绝佳"之果，就是"红果"。

◖ 红果的酸甜可口味道，足使人胃口大开

红果，在 3000 多年前的《尔雅》中已有记载，称之为朹、檕梅、朹子。其后，有以其生长环境而命名的，叫作山里红、山梨、映山红果；有以其形状而命名的，叫作单梂、棠梂子、赤枣子；有以其味道而命名的，叫作酸枣、酸楂、酸梅子；有以其被小儿、小动物喜食的特点而命名的，叫作戏果、鼠楂、猴楂。其别名有 20 多个，先后出现于 10 多种本草专著中。

山楂，为食甚多，殷红可口的山楂糕、酸甜干脆的山楂片、甘润柔软的山楂条、色艳味美的山楂汁、清香宜人的红果酒、简洁方便的山楂晶、助饭下食的山楂酱、引人注目的红果罐头、惹人眼馋的山楂冰糖葫芦等，都是深受人们欢迎的理想食品。在餐桌上，山楂也备受青睐，山楂馅元宵，清爽利口；山楂做的汤，除腻解酒；山楂糖粘，促人涎下；山楂炖鸡，味香肉烂……山楂食品，确有使人胃口大开、增加饭量的作用。

山楂，有南北之分，入药以北山楂为正宗，以个大、皮红、果肉厚而色深黄、气微带清香、味酸微甜者为上品。南山楂也作药用，以个匀、色红、质坚者为佳。因临床需要不同，入药有生山楂、炒山楂、焦山楂、黑山楂（或称"山楂炭"）之分。关于山楂的用途，历代本草均有论述，《中药大辞典》综合概括为："消食积，散瘀血，驱绦虫。治肉积、癥瘕、痰饮、痞满、吞酸、泻痢、肠风、腰痛、疝气，产后儿枕痛、恶露不尽，小儿乳食停积。"

◖ 果中之王，药中神仙

有人说，山楂是"开胃药"，因为山楂对食欲不振、消化不良均有良效，对肉食之积更为见长。中成药"保和丸""山楂丸"都有这个作用，宴会上吃山楂糕、山楂汤也都是这个道理。

有人说，山楂是"妇人药"，因为山楂对妇女月经不调、产后血瘀实不可少。金元四大家之一的朱丹溪用山楂百十个，打碎煎汤，入

红糖少许，空心温服，治产妇恶露不尽、腹中疼痛，或儿枕作痛每有效果。以山楂为主药的成方"生化汤"，至今在某些地区还作为产后必服之药。临床实践验证，它对产妇产后恶露不尽、腰痛和促进子宫的还原确有效果。

有人说，山楂是"痢疾药"，因为山楂在治疗痢疾和肠炎腹泻中都有明显作用。有临床报道，用山楂、红糖各30克，青茶9克煎汤频服，治疗痢疾疗效神速；用山楂30克、乌梅20克共煎内服，治疗小儿腹泻，有效率达92.5%。难怪人们将山楂比作"神仙"（中药把炒黄的山楂、神曲、麦芽誉为"焦三仙"）。

有人说，山楂是"老年药"，因为山楂在延年益寿和防治老年性疾病方面的作用被越来越多的实践所证实。《本草纲目》中用山楂、鹿茸等份为末，和蜂蜜为丸，治老人腰腿痛的记载是古代用药经验的总结；现代长期以生山楂泡水代茶使老人长寿的经验，开辟了山楂药用的新途径。山楂含有酒石酸、枸橼酸、山楂酸、草果酸、黄酮类、蛋白质、碳水化合物、维生素C和维生素A等，其中维生素C的含量比柑橘类水果高出两三倍，仅次于鲜枣而屈居亚军。山楂持久的降压、降血脂、收缩子宫、对各型痢疾杆菌和绿脓杆菌的明显抑制、舒张冠状动脉和强心等作用逐步被动物实验和临床实践证明，为历代对山楂功用的总结提供了更可靠的论据。有报道以山楂为主药制成"脉安冲剂""冠心宁"治疗高血脂和高胆固醇症的，总有效率分别为77.1%和90%，不仅疗效满意，而且没有发现任何不良反应。

山楂的根、木、叶、花、核也均作药用：山楂根有消积、祛风、止血之效，以治疗食积、痢疾、关节痛、咯血；山楂木主水痢、头风、身痒；山楂叶和山楂花可消食积、降血压；山楂核能治疝气、化食磨积等。

山楂好处虽多，脾胃虚弱和口齿病患者应慎用。加工山楂时禁用铁锅熬煮，以免因果酸溶解铁锅中的铁而生成低铁化合物，引起中毒。

"露水白时山里红，冰糖晶映市中融，儿童戏食欢猴鼠，也能携归敬老翁。"这首咏山楂的竹枝词，形象地道出了白露前后、山楂成熟之时，猴子、松鼠喜食，孩子爱吃、爱玩，许多人买回家去敬送老人品尝的生动场面，激起人们对红果更多的美好联想。

不怕舌上脏，
就怕舌上光

扫码听书

民谚释义 ━━━ ▪一日

"舌上脏"，指舌上有物；"舌上光"，指舌上无物。舌上之物，苔也。为何舌上有苔则"不怕"，舌上无苔而"怕"，这还得从望舌与诊断疾病的意义说起。

❀ 养生启示 ━━━ ◗◗◖

中医学认为"心开窍于舌""舌为心之苗"，并把舌面分为四个区域，与五脏六腑相对应。即：舌尖区属心、肺，舌中部属脾、胃，舌根区属肾，舌的两边属肝、胆。舌就是反映五脏六腑状况的一面镜子。古人把写舌诊的专著取名叫《金镜录》《舌鉴》，可算是一语道破真谛。

◆ 望舌知健康

舌诊，是中医学的重要组成部分，早在 2000 多年前成书的《黄帝内经》中已有专门论述，后来又经过历代医家的发展和完善。人们可以通过诊察病人舌的颜色、形态、性质、变化，来了解人体内脏的寒热虚实、气血盛衰、病情轻重等情况，以确定相应的治疗方案。

人正常的舌呈淡红色，质地柔软，活动自如，舌面上铺有一层薄薄的、颗粒均匀、干燥适中的白苔，中医常描述为"淡红舌，薄白苔"。

望舌首先要观察舌体，从颜色、形状、动态上去辨别脏腑精气的盛衰存亡和疾病的预后转归。一般说来，舌体浅于常色而呈淡白色的，多为虚寒的表现，是由于人体内红细胞减少，血浆蛋白低下，内分泌功能减退，基础代谢降低等因素而导致血色变淡、组织水肿造成的，如各种类型的贫血、慢性肾炎有浮肿表现的病人，大都呈现淡白舌。舌体深于常色而呈红色或深红色的，多表现为热病，前者热轻，如感染性疾病、高热、肺炎等；后者热重，如慢性消耗性的结核、肿瘤、甲状腺功能亢进和败血症等。生成这种颜色的原因，主要是由于这些疾病使机体的基础代谢增高，舌发生炎性充血，血管扩张，加之黏膜萎缩变薄，使血色易于透露的缘故。舌体呈青紫色的，有寒有热，多与瘀血有关，如慢性肝炎、肝硬化、呼吸循环衰竭、缺氧症等。现代研究认为，它的形成主要与静脉瘀血、缺氧等因素使血液中还原血色素增加有关，因为这种血色素的颜色特别青紫。另外，也和患者的血黏稠度增高、血流相对缓慢等因素有直接关系。

如果舌的形状发生了异常变化，对于疾病的诊断也有参考价值。一般表现为舌体胖大的，多与水浸、痰溢、湿热、心火有关，如水肿病人、消化不良病人等。表现为舌体瘦薄的，多为阴血亏虚之象，可见于一些疾病的晚期和一些严重的感染时。表现为舌体出现裂纹的，是热伤阴液、阴虚血枯的表现，如高热、脱水、营养不良的患者。表现为舌体生芒刺的，为病邪猖獗，热毒内伏的特征，像猩红热、重症肺炎等。

舌的动态也会发生异常变化，如有的病人突然出现舌头强硬，运动不灵活，或发生不停颤动，乃至舌体偏向一侧的，说明神经系统有某种损害，要考虑到中风、癫痫、肝昏迷发生的可能。有的人久病而见舌体软弱，伸卷无力的情况，是气血虚极，阴液亏耗造成的，宜迅速补气养血增液。还有的病人反复将舌伸出口外，在口唇、口角四下吐弄的，发生于成人则多为心脾有热、疫毒攻心或正气已绝的危象，小孩则多为智能发育不良的表现，临床上如高热、毒血症和伸舌样痴愚者皆可见到。

观舌苔测疾病

望舌苔，是舌诊中与望舌体相辅相成的两个方面中的一方，与望舌体具有同等重要的地位和作用。因为舌苔由胃气蒸腾而成，它的变化对诊断疾病有积极意义。当病人表现为白苔时，病情是比较轻浅的，多表现在外感风寒或一般性感染的患者身上。正常的白苔不超过 1.5 毫米，如果白苔不断加厚，甚至可达到 1 厘米以上时，说明寒冷和水湿的程度也在加重，如哮喘、慢性支气管炎、支气管扩张及胸腔积液、腹水患者在疾病发展的一定时期可以见到这种情形。舌苔由白变淡黄，由淡黄变棕黄，由棕黄变焦黄，是疾病由表入里、病情逐渐加重、热象次第增高的病变升级过程，如肺炎、胆囊炎、阑尾炎病人病情加重时，就常有这种变化，应引起足够的重视。一旦舌苔的颜色继续变深，出现浅黑→灰黑→棕黑→焦黑→漆黑的变化时，尤应高度警惕，这是口腔内一些对药物不敏感的霉菌大量繁殖的产物，提示病情严重恶化，处于生死存亡的危重关头。

舌苔的有无与消长变化，是机体抗病能力与病邪力量对比互为消长的表现。因此，在疾病发展过程中，如果病人的舌苔骤然退去，不再复生，以致舌面光滑如镜，成为中医所说的"镜面舌"的情况，应视为疾病向严重发展和病情由简单变复杂的表现。这说明患者阴液枯竭，胃气大伤，需要采取应急措施，扭转战机。由此看来，"不怕舌上脏（有舌苔），就怕舌上光（无舌苔）"的说法是完全符合科学的。

有必要说明的是，有的人虽出现了以上描写的病理舌而没有疾病表现的，说明他本身具有这种生理上适应的内应性，就不必视为病态，更不必惊慌。何况中医学是用望、闻、问、切四诊合参的方法诊病的，"舌诊"又仅是望诊中的一部分，不能把它作为诊病的唯一标准。还有的人因经常喝酒，饮用咖啡、可可、巧克力、可口可乐、橘子汁，口服某些药物等也会造成假苔的，在诊断疾病时必须仔细鉴别，不能盲目把现象看成本质。另有个别人以"洁舌自好"，养成刮舌苔的坏习惯。殊不知，这样做一来可能隐蔽真相，不利于医生准确地判断病情；二来经常刮舌还有可能损伤舌上的丝状乳头和味蕾细胞，而使人成为"食不知味"的味盲。况且这种图一时口内爽快的做法，并没有解除病根，舌苔被刮之后还会马上生出的。这种情况多属于中医的"脾虚湿阻"之证，正确的方法是马上就医，给予治疗。

十分药力五分煎, 不会煎煮白花钱

扫码听书

民谚释义

　　中药的煎煮是有很多学问的，药物在煎煮过程中要发生一系列的奥妙变化，能否准确掌握这个变化，是关系到药效发挥和治病需要的关键环节。这条谚语，以煎药的功夫占药物效力 50% 的比喻和"不会煎煮白花钱"的话，强调了正确掌握药物用法的重要性。

❋ 养生启示

　　中医学因具有辨证论治、治病求本、兼顾全面、不良反应小、安全稳妥等独特的优点，受到国内外越来越多人的接受和爱戴。医药难分，作为防治疾病的手段，中药的质量、用法决定着防治疾病的效果。

　　药物的用法，包括煎法和服法两个方面。煎中药有颇多讲究，被历代医家所重视。清代医家徐灵胎在《医学源流》中说："煎药之法，最宜深讲，药之效与不效，全在乎此。"

➡ 煎煮药物有哪些门道

　　1. 用什么器皿煎中药好

　　煎药用具，前人认为"银为上，磁者次之"，不主张用铜、锡、铁锅。这是因为，锡、铁等金属器皿在煎煮过程中会使某些药物发生沉淀，降低药物的溶解度，甚至会发生化学变化，产生不良反应，影响疗效。砂锅，由土烧制而成，性质稳定，一般不与药物所含成分发生化学反应，且价格低廉，被公认为最正宗的药锅。如买不到砂锅，可用钢精锅代替，它的表面有一层稳定的氧化铝保护膜，也不易与药物发生反应。搪瓷、陶瓷制品，也可作为煎中药的临时代替。

2. 用什么水煎中药好

煎药用水，前人主张用长流水、泉水、甘澜水、米泔水、酒水、麻沸汤等最好。如今的煎药用水，通常以洁净的自来水、井水和蒸馏水。用水量因药而异，一般为30克中药用水一碗（200～300毫升）。初煎时药物干燥，吸水性较强，可加水多一些；复煎时药物已吸足了水分，可加水少一些。在煎煮之前，大部分药物都可以先用冷水浸泡片刻，以便药物充分浸湿，使药物的有效成分充分溶解、析出。也有些药物要求即取即煎的，不需要额外浸泡，要以医生的要求为准。

3. 煎药时药锅盖子不盖好还是盖上好

煎中药时，为了把中药煎透，充分发挥药物的效力，一般应该采取加盖的煎法，特别是含有挥发性成分的中草药和贵重药材，如薄荷、苏叶、藿香、佩兰、石斛、龙眼肉等，都要加盖煎煮。如果弄不清药物是否具有挥发性，只管盖上锅盖但煎无妨。也有少数药物需要先煎一阵，让它的毒性挥发之后才能放入其他药物合煎的，如附子、乌头等，就不必加盖了；还有一些植物类中药，如夏枯草、金钱草、梗通草、丝瓜络等体积膨大，质地又松，煎煮时容易溢出，又不好煎透，也只好开盖煎煮，并时时搅拌，以尽量使其能全部接触到器皿中的水。

4. 煎药时用大火好还是用小火好

大火，又称"武火""急火"；小火，又称"文火""慢火"。一般情况下，应先用大火把药煎开，然后用小火慢慢煎煮，正像李时珍在《本草纲目》中指出的那样："先武后文，如法服之，未有不效者。"但凡解表药、清热药多为花花草草、枝枝叶叶，轻而升浮，宜大火急煎，以减少有效成分的丧失，一般在水煎开后15～20分钟就行了。滋补药、毒性大的药多粗根老枝、矿石贝壳，重而沉降，宜小火久煎，或使药效尽出，或使其毒性降低，一般在水煎开后需40～50分钟，或时间更长一些。还有一些药物煎法比较特殊，取药时往往单独成包：或因其质重、质坚不易出味，而必须"先煎"；或因其气味芳香，容易走味，而必须"后下"；或混煎后药汁混浊，刺激咽喉，而采取"包煎"；或药物昂贵，煎后易造成浪费，而采取单独"炖服"或"另煎"；或药物是胶质，黏性大，而进行"烊化（熔化）"；或药物为汁、末、丸、丹，无须煎煮，而要求"冲服"等。这些用法都必须掌握，严格按照医生的要求去做。

服药也有许多讲究

中药的服法也有许多讲究，服药是否得法，对疗效有直接影响。

1. 吃中药是饭前服还是饭后服好

前人认为："病在胸膈以上者，先食而后服药；病在心腹以下者，先服药而后食。"对于病位在上的患者，可在饭后服药，以使药力在病位停留一段时间；病位在下的患者，可在饭前服药，以使药力迅速到达病所。一般都习惯于一剂药服两次，早上饭前空腹服用，晚上饭后睡前服用。但也要根据具体情况灵活掌握，如对胃肠有刺激的药、眼科药就放在饭后服；治疟疾的药，就在发病前 2 小时服；治失眠的药，要在睡前服；急病重病，服药就不能分时间了。对于中成药，要采取定时服用的方法。

2. 吃中药是"冷服"好还是"热服"好

中药一般都采取温服的方法，解表药必须温服，服药后稍加覆盖或饮热汤以助之，从而达到发汗的目的；解毒药、止吐药、清热药则宜冷服，止呕药并应采取"多次少量"的服法，以免吐出；对于作用猛烈或有毒性的药物，初服时应当从小剂量开始，然后再慢慢加量，直至有效为止，慎勿过量，以免发生中毒。此外，还有"热药冷服""凉药热服"的特殊用法，中医称之为"反佐"，它涉及许多复杂的中医药理论，一般人难以掌握，医生会向病人作出说明的。

3. 中药头煎、二煎是否可以混吃

一般情况下，头煎、二煎应该分两次服用，使药物在一定时间内保持较高的浓度，以更好地达到攻治疾病的目的。如果两煎合在一起服用，容易造成在一定时间内药物的浓度太高，而其他时间内又接续不上的矛盾。头煎和二煎药物单煎单服和一起煎好后混合在一起分成两次服，只是个分法问题，没什么严格区别。特殊情况下，医生也有要求两煎一次顿服、连续服用，或一日就服用两剂药的，这多是针对病情紧急的情况，目的是增加药的效力。

4. 服中药后能不能饮茶

这个问题不可一概而论：一方面，茶本身就是治病的中药，《本草拾遗》中还说："诸药为各病之药，茶为万病之药。"在宋代，医生还有要求专门用茶服中药的，《太平惠民和剂局方》中治疗风热头痛的"川芎茶调散"，就非用茶调服才能有较好疗效。因此，凡是用来杀菌止痢、清暑解热、利尿退火、祛痰止咳、消食解腻、醒酒提神、清利头目、镇痛止喘和防止龋齿、动脉硬化、维生素 C 缺乏病等的药物，并不要求忌茶。因为茶也具相应的功能，还可能增进药物的疗效。另一方面，因茶叶中含有咖啡因、茶碱、鞣质等成分，具有促进中枢神经兴奋和使蛋白质发生沉淀的作用，凡滋补药、安神药就不宜与茶同服，尤不宜服浓茶。如果弄不准所服药物的性质时，干脆就不喝茶算了，用不着为此去钻牛角尖。

5. 服中药时用什么姿势好

习惯认为，服中药时应坐着喝，服后稍躺一会儿好。躺下后，人处于平静状态，有利于药物的吸收，又可避免引起呕吐。近几年，国外也有医家提出"站着服药好"的观点，服药后还可以适当地动一动。理由是，有利于保持药物的浓度，使药物能尽快到达病所，而避免由于坐着或躺着不动造成的药物被中途截留的情况，特别是服用丸、片剂成药时更应该这样做。丹麦的医生们通过试验证明，如果坐着或躺着喝药，送药的开水又超过 100 毫升，则药物会黏附在食管壁上，并在 10～15 分钟内被破坏，只有较少的有用成分能到达最佳的吸收部位。

正确掌握药物的用法，就有可能少吃些药，病好快些，少花些钱，多受点益。

俗言俚语与健康养生

拳不离手，
曲不离口

扫码听书

俗语释义

学习拳术，要坚持练习；学唱曲子，要经常练唱。该俗语用来说明学习技艺贵在勤学苦练的道理。也有将前后次序颠倒，作"曲不离口，拳不离手"的。

流行示例

明·无名氏《古今贤文》："一日练，一日功，一日不练十日空。拳不离手，曲不离口。"林雨《刀尖》："拳不离手，曲不离口，当战士的离不开刺刀手榴弹！"田汉《十三陵水库畅想曲》："大家拍手中，他随手取出带在身边的竹板。杨振：'怎么你都带来了？'张玉庭：'这叫曲不离口，拳不离手嘛！'"

✪ 养生启示

用练拳和习曲来比喻勤学苦练在成功道路上的重要性，说明打拳和唱曲是人们生活中非常熟悉的事。由《庄子·刻意》"导气令出，引体令柔"，打拳"熊经鸟伸"，唱曲"吐故纳新"，以及"导引之士、养形之人、彭祖寿考者之所好也"的论述可知，打拳和唱曲是我国古代导引养生术的重要组成部分。在古代，体育和文艺是被当作养生保健必修课来对待的。拳可"行气，深则蓄，蓄则伸，伸则下，下则定，定则固"（《行气玉佩铭》）；曲可动气，气道畅，浊气出，清气入，真气长，邪气消。练拳以强体，习曲以愉心。通过运动肌肉、骨骼、关节，调节情志、心态、意念，使筋脉得以舒展、气血流通加快、阴阳实现调和。这种全身运动和呼吸运动的有机结合，体现了古代养生术中攘外护内、强内达外、内外一体的进步理念，也是中医学整体观念的体现。

从先秦的二禽戏到华佗的五禽戏，从驰名中外的太极拳到风行各地的多种特色拳术，习拳已经成为中国人强身健体的重要手段，并且对世界范围内的健身运动产生了重要影响。瑞典体育专家博盖茨称赞说："世界上应用体育作为医疗保健最早的国家是中国，这是中国医学对世界人民的重大贡献。"太极拳动作舒缓，形神合一，可以改善肌肉的功能，提高身体的平衡性和灵活性，有助于缓解患者的疼痛，帮助患者康复。通过唱曲健身防病的机理，也已被现代研究证实，它是通过大脑的反射，来调节机体生理功能的。音乐通过刺激大脑相关部位，使机体分泌出对健康有益的激素、酶类和乙酰胆碱等物质，它们分别具有提高机体生物活性、调节机体血液循环、增加唾液和胰岛素分泌、促进胃肠蠕动、加强机体新陈代谢、增强机体抗病能力等作用，从而达到防病治病和健康长寿的目的。

∞·相关链接

"看花解闷，听曲消愁，有胜服药者矣。"（清·吴师机《理瀹骈文》）实践证明，音乐疗法除用于养生、胎教外，对精神抑郁性疾病、狂躁症、神经衰弱、失眠、消化不良、高血压、中风后遗症、骨关节疾病、难产、各种痛症、癌症等都有直接或间接的治疗效果，甚至还有起死回生的神奇作用。由于历史上对音乐疗法的研究和运用就有很好的基础，我国对音乐疗法的研究和应用发展速度很快，成果也颇丰。目前，全国各地基本都有专门研究和运用音乐疗法的机构和队伍，并且创造出了许多行之有效的方法。1989年10月，中国音乐治疗学会在湖南长沙正式成立，标志着我国研究和应用音乐疗法进入了正规化阶段。其后，音乐治疗机、音乐针灸仪、音乐震动椅、音乐牙刷、音乐茶杯、音乐枕头等与音乐疗法相关的器械和工具如雨后春笋般，很快进入了中国的医疗市场，并且受到了消费者的接受和欢迎。"音乐疗法"在国外的应用也比较普遍，并在不少国家形成了一定规模，在养生和医疗领域开拓出一系列的新途径、新方法。

三岁至老

俗语释义

根据人幼年时期的气度、言行就可以推断其成人后的性格和行为，包含有重视幼儿教育的思想。亦有增作"三岁看老，从小儿定八十""从小看大，三岁看老""三岁看大，七岁看老"等说法的，强调的都是儿童早期教育的重要性。

流行示例

明·王文禄《机警》："公取石破瓮，儿出得活。沂阳子曰：'惟诚故神，盖已见于幼时，宜其当国而任台鼎重寄也。谚曰：三岁至老。信夫！'"张继青《珍珠塔》："人家说的三岁看老，从小儿定八十。怎么，方少爷没出娘胎，你就晓得他要做官呢？"杨文哲《三岁看大，七岁看老》："俗话说，'三岁看大，七岁看老'。大意是从一个人小时候的表现，便可以看出他长大直到老后的性格、修养。"

✿ 养生启示

对幼儿的早期教育关系着人的一生，俗语所表达的正是人民群众在长期实践观察中总结出的宝贵经验。现代研究证明，0～3岁是孩子的最佳培养期，也是人生发展的重要时期。一个人的聪明程度、个性和学习能力，有50%是在4岁前发展起来的，另外的38%是在8岁前发展起来的。因此，从怀孕开始，就应当抓好胎教，这对胎儿未来人生的塑造具有奠基作用。孕妇的营养对后代的聪明程度也有一定影响，有研究证实，如果孕妇营养不良，婴儿出生时脑神经细胞的数目比正常者要少 20%。儿童专家呼吁，错过了 0～3 岁的培养期，是一个重大损失。如果这一阶段的教育抓好了，4 岁前孩子的智力水平可相当于 17 岁时的 50%。美国斯坦福大学智力研究中心建议，这个培养计划包括良好的环境，如安静舒适的住宅、团结和睦的家庭气氛和高素质的教育等；足够的营养，主要是蛋白质、脂肪和碳水化合物的补充，其中蛋白质具有决定性的作用；科学的生活习惯，比如起床、睡觉、活动、学习等，都要有时有序、有条不紊，培养孩子的自觉性和规律性；坚持不懈的体能锻炼，如小哭小闹、游戏和运动等；必要的情绪和爱好培养，如劳动观念、吃苦观念、平等观念、友爱观念、自立观念以及书法、绘画、音乐、舞蹈、球类运动等的爱好。以上诸多环节的综合培养，对提高孩子的聪明程度肯定是有一定帮助的。国家的未来在儿童，民族的希望在儿童，从娃娃抓起，在儿童教育上舍得投资，是事半功倍、造福万代的大事。

相关链接

　　"零岁方案"，是近年来优生优育工作中提出来的口号，实际上就是"胎教"，它对决定孩子的人生有非常紧要的作用。晋人张华在《博物志》中大呼胎教重要，要求孕妇"寝不侧，坐不边，立不跛，不食邪味，割不正不食，席不正不坐，目不视于邪色，耳不听于淫声，夜则令瞽诵诗书，道正事，如此则生子形容端正，才德必过人矣。故妊子之时必慎所感，感于善则善，感于恶则恶，人生而肖父母者，皆其母感于物，故形意肖之"。司马迁在《史记》中也提出了"太伍有妊，目不视邪色，耳不听淫声，口不出傲言"的要求，把胎教写进了"正史"。 孙思邈在《备急千金要方》中专列《养胎》一章，不仅向孕妇教授了要"居处简静，割不正不食，席不正不坐，弹琴瑟，调心神，和情性，节嗜欲，庶事清静"的养胎之法，而且提出了"妊娠期间要忌毒药"的告诫。其他如《育阴纲目》中提出的孕妇要"寡愁、节劳、息怒、戒酒、慎味"，《女科集略》中提出的受孕之后，宜令镇静，"内远七情，外薄五味，大冷大热之物皆在所禁"，《大生要旨》中提出的"凡妇人受妊之后，常令乐忘忧，运动气血，安养胎儿。早当绝去嗜欲，调节饮食，内远七情，外避六经，心宜静而不宜躁，宜动而不宜逸，味宜平而不宜热，食宜暖而不宜寒"等论述，无不体现出我国古代医家对胎教的科学认识和重视。这些思想和学说，是孔子"兴于诗，立于礼，成于乐"思想在医学领域内的发挥和具体运用，具有浓厚的国学特色。古人尚且如此，现代人岂能以此当儿戏乎！

哀乐失时，
殃咎必至

扫码听书

俗语释义

悲哀和欢乐都要适度，过分了必然会带来灾祸。

流行示例

《左传·庄公二十年》："寡人闻之：'哀乐失时，殃咎必至。'今王子颓歌舞不倦，乐祸也。"辉先《你不养生，生不养你》："三害者，邪念、烦恼、嗔恚也。独抱浓愁无好梦，哀乐失时，殃咎必至。"《糖尿病新天地》："早在两千年前，就有'哀乐失时，殃咎必至'的记载，开始认识到情绪与健康的关系。现代医学证明，保持轻松愉快的情绪胜过任何灵丹妙药。"

❀ 养生启示

中医学认为，每个正常的人都存在着喜、怒、忧、思、悲、恐、惊七种情志变化，习惯上把它们称为"七情"。在通常情况下，七情作为人们对外部世界产生情感的表现形式，并不引起疾病发生。当外界的刺激强烈，某种情志表现非常突出时就引起相关脏腑的气血紊乱，导致相关疾病的发生。《黄帝内经》说："喜乐者，神惮散而不藏……心气虚则悲，实则笑不休"，"悲哀愁忧则心动，心动则五脏六腑皆摇"。西医学研究发现，超出正常范围的情感造成的强烈刺激，能导致神经系统的功能紊乱和血管调节功能的失常，轻则使人的身体感觉到各种不适或诱发相关疾病，重则引起血压的大幅波动，使人的颅内压升高，便会突然发生中风昏厥，或直接导致脑出血、心肌梗死等严重疾病而死亡。《儒林外史》中范进老来中举，因兴奋过度而疯疯癫癫的故事，《三国演义》中诸葛亮三气周瑜，使一位年仅36岁的年轻英雄盛怒之下坠马身亡的故事和《红楼梦》中那位忧愁善感的才女林黛玉因心事不遂，郁郁而亡的故事，都是历史上"哀乐失时，殃咎必至"的生动写照。现实生活中也不乏哀乐失时造成人生悲剧的例子，如球迷看到自己的偶像进球、彩民突然中了大奖、牌迷连续赢了牌而过于兴奋引发中风偏瘫乃至死亡的事时有耳闻，笑死的人、气死的人、愁死的人、吓死的人也的确存在。

相关链接

哀乐失时引起突发性死亡的例子很多，有因于极喜的，如1982年在智利举行的世界杯足球赛中，当东道主球队把球踢进对方球门时，有一位叫路易斯的老球迷竟高兴得狂笑起来，结果当场兴奋死亡。又如2008年7月，当土耳其球队历史性地进入欧锦赛四强之后，其足协主席哈桑在和球队主帅特里姆共进晚餐庆祝球队取得的好成绩时，突发心脏病死亡，年方52岁。有因于怒极的，如三国时期，蜀国军师诸葛亮在于祁山与其对垒的阵前痛数曹魏的罪状，把魏国军师司徒王朗羞辱得无地自容。王朗一气之下，大叫一声跌死于马下。有因于极惊的，如1999年6月，一名染着艳红色"冲天式"怪发、抹着"石膏板"样白脸、涂着乌黑色嘴唇、穿着超短裙、露着肚脐眼的妙龄女郎突然出现在湖北枣阳市某农村吕老太家时，把一生没有见过"大世面"的吕老太太当场吓死。有因于极忧的，如1999年6月，湖北武汉市一位家长因孩子高考估分未及清华大学分数线感到"绝望"，于当晚喝酒后发生脑出血死亡……这种情志失常引发的人命关天的事，在生活中还能找到更多的例子。

肚饥思量冷浍粥

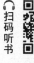

扫码听书

俗语释义

吃从冷水里浍出来的残粥也感到香甜，这是由于肚里饥饿的缘故。比喻饥不择食，当非常需要的时候，不值钱的东西也显得宝贵。

流行示例

明·周楫《西湖二集》："因见冷谦征聘作了协律郎之职，想穷官好如富百姓，俗语道：'肚饥思量冷淘粥。'遂走到南京来见冷谦，指望他周济。"

❀ 养生启示

吃从冷水里滗出来的残粥属于无奈，但粥的确是个好东西，这是不争的事实。根据《礼记·月令》中"养衰老，授几杖，行糜粥"的记载，食粥在我国起码已有几千年的历史。古时对粥的做法也十分讲究，《随园食单》中说："见水不见米，非粥也；见米不见水，非粥也。""水米融洽，柔腻如一而后，谓之粥。"这"融洽"，反映的是一种工艺；这"柔腻"，包含的是一种效果。中医还根据季节、气候和人的体质特点，在粥中配入多种不同的药物，使它成为独具特色的"药粥"，这不能说不是一种创造。明代医药学家李时珍在他的《本草纲目》中收粥 62 种，清代的黄云鹤则专著《粥谱》一书，把 200 多种药粥分为六类详加介绍。文人爱粥、咏粥者，不乏其人：大文豪苏东坡喜食花鸡粥，书法家柳公权爱吃绿豆粥，诗人陆游则爱粥成性，并多有吟咏，其中"世人个个学长年，不悟长年在目前。我得宛丘平易法，只将食粥致神仙"，算得上是食粥的名作了。粥容易吸收、消化，饱腹是人人皆知的表象，补脾胃、益气血、强体魄则是其内在的医疗保健功效。著名医家王孟英在他的著作中强调说："病人、产妇，粥养最宜"，"粥为天下之第一补物"。我国民俗还有吃"腊八粥"的习俗，寒冬腊月吃一顿内容丰富的热粥，既可刺激起食欲来，又能增加机体热量，起到暖胃消寒的作用，应该说是一件乐事。粥内可多种谷豆果蔬共煮，从而起到营养互补的作用，其中构成蛋白质的多种氨基酸齐全，各种维生素、脂肪及矿物质钙、磷、铁含量丰富，对健康的益处是不言而喻的。

►►相关链接

"药粥"以食助药，以药助食，有亦食亦药之效。作为中医防病疗疾的一个组成部分，它完全是按照中医学的基本理论进行设计的。运用药粥，既要按阴阳、气血、寒热、虚实进行辨证，又要因人、因时、因地决定配伍。就四季而论，春天乍寒乍暖，应以养阳为主，可用肉苁蓉粥、核桃仁粥；夏天酷暑难熬，应以清暑为主，可用绿豆粥、滑石粥；秋天气候干燥，应以滋阴为主，可用百合粥、桑椹粥；冬天寒流滚滚，应以保暖为主，可用羊肉粥、人参粥。就五脏气血特点而言，心气不足，可用茯苓粥；心血不足，可用龙眼粥；肝血不足，可用枸杞粥；肝气不舒，可用陈皮粥；脾阳不振，可用吴萸粥；脾阴不足，可用山药粥；肺气不足，可用黄芪粥；肺阴不足，可用雪梨粥；肾气不足，可用胎盘粥；肾阴不足，可用甲鱼粥。药粥品种繁多，实难尽述，可在有经验的医生指导下制定出与自己身体、病情相适应的配方。

饥梳头，饱洗澡

扫码听书

俗语释义 ■—□

梳头的时间选择在吃饭前比较好，洗澡的时间选择在吃饭后比较好。

流行示例 ■—□

明·杨慎《升庵经说》："沐必饮食，以盈气也。俗谚云：'饥梳头，饱洗澡。'"

✿ 养生启示 ◆◆◆

此为古人的养生经验谈，说的是坚持经常梳头、洗澡的益处和适宜的时间。把梳头的时间选择在饭前、洗澡的时段选择在饭后，主要是从人体的血液循环状况方面考虑的。饭前人头部的血液循环处于平稳状态，饭后人头部的血液循环加速，全身气血充足。饭前梳头有助于头部接受梳子的反复刺激，在头部引起良性反应，而且能避免由于进食引起的机体新陈代谢状况的变化导致头部不适或造成伤害。饭后洗澡，一有充足的能量供给；二可避免因饥饿可能引起的无力、眩晕、休克等机体不适。

中医学认为，头舍脑于内，为"精明之府"，通过经络与全身相通，有穴位主气血流注。适当地刺激头部的某些穴位有利于改善大脑乃至全身的功能，达到防病健身的目的。人头部和颈部分布的主要穴位有 100 多个，梳头经过的上星、百会、太阳、玉枕、风池等穴位，在梳子的反复按摩刺激下，会通过神经末梢把刺激传给大脑皮层，以达到调节头部神经功能，松弛头部神经紧张状态，促进头部血液循环的目的，从而有益于大脑正常功能的发挥，并对促进全身健康起到积极作用。其他不同区域的穴位有不同的作用，如前、侧头区的穴位有治疗眼、鼻病的功能，后头区的穴位有清醒头脑的功能，项区的穴位有安神定志和治疗音哑、咽喉疼痛的功能等。

洗澡除清洁皮肤和调节体温外，还有促进血液循环的作用。人的体表存在着汗腺和皮脂腺，前者分泌的是机体新陈代谢过程中的废物，后者分泌的是对皮肤有保护、营养作用的脂肪酸。洗澡能除去体表层的灰尘和废物，保持汗腺通畅和皮肤卫生。特别是在夏天，洗澡能有效保护浸泡在汗水中的皮肤角质层，对提高机体抵御外邪的能力、避免或减少一些疾病的发生，都有无可替代的作用。洗澡对皮肤产生的良性刺激，对改善血液循环、提高机体免疫力有重要作用，可直接或间接达到保健或治疗某些疾病的目的。

❋ 相关链接

《黄帝内经》说："一日三篦，发须稠密。"《清异录》说："有二事乃养生大要，梳头、洗脚是也。"《摄生要录》说："发多梳，祛风明目，不死之道也。"这里说的，全是梳头的好处和作用。梳头对头皮产生的刺激，具有按摩作用，有利于疏通头部血脉、改善血液循环、增强头部血液供应，这对于保护头发和大脑、延缓人的衰老都有直接作用。梳头产生的刺激，还会通过大脑皮层和经络传导通路传给全身，起到醒脑开窍、健脑提神、明目聪耳、集思增智的作用。现代研究指出，梳头对高血压、脑出血、神经衰弱、记忆力减退、抑郁症和感冒、咳嗽、头痛、头晕等疾患都有不同程度的预防或治疗效果。

洗澡的好处没有人会怀疑，但洗澡的方法值得研究。我国北方地区有冬季泡澡的习惯，特别是老人，更有"泡泡舒服"的感觉。但是泡澡的水温一定不能太高，一般以38~42℃为宜，也不能泡得时间太长。温度太高或泡得时间过长，会因毛细血管的过度扩张导致心脏缺血、缺氧，出现呼吸紧迫、心率加快、血压升高等情况，因此导致猝死者也不鲜见。日本学者对鹿儿岛地区2006年和2007年居民死因的一项调查发现，因洗澡猝死的人数达338人，是车祸的1.6倍。发生的季节主要为冬季，死亡的对象主要是65岁以上的老人，其中高血压、糖尿病、心脏病患者又是首当其冲的人群。

服食求神仙，
多为药所误

扫码听书

俗语释义

企图通过服食仙丹妙药达到长生不老目的的人，最终却为这些药物所害，成为这些药物的牺牲品。也有作"服药求神仙，多为药所误"的。

流行示例

宋·王溥《唐会要》："数年药成，文皇帝因试服之，遂致暴疾。及大渐之际，群臣知之，遂欲戮胡僧，虑为外夷所笑而止。载在国史，实为致诚。古人云：'服食求神仙，多为药所误。'诚哉，是言也。"明·凌濛初《二刻拍案惊奇》："指望炼那长生不死之药，餐砒餐录，弄那金石之毒到了肚里，一发不可复救。古人有言：'服药求神仙，多为药所误。'"季羡林《长生不老》："长生不老，过去中国历史上，颇有一些人追求这个境界。那些炼丹服食的老道们不就是想'丹成入九天'吗？结果却是'服食求神仙，多为药所误'，最终还是翘了辫子。"

❈ 养生启示 ◗ ◗ ◗

　　炼服丹石之药，求取长生不老这种荒唐的做法和最终出现的悲剧自古有之。他们所寻求的丹药，系汞与某些矿物在高温条件下炼制而成的无机汞化合物，乃重镇有毒之物，久服令人中毒，这是无可争议的事实。不仅有古代服食者中毒的大量案例可以作为佐证，而且已被现代科学研究的可靠证据证实。历史上，为它推波助澜的首先是皇族，因为他们最怕失去最高统治地位和荣华富贵的生活，企图成为永久的人上人。秦始皇，曾多次派人四处寻找长生不老药；汉武帝，参与炼丹的兴趣几乎达到了如痴如醉的程度；唐高宗，在宫中招募的炼丹道士竟有100多人；唐宪宗，垂死之际还抱着丹药不放。权臣、富贾、文人中也有不少人仿而效之，如苏东坡就对此极为推崇，白居易还亲自操持过炼丹。孟浩然也是半信半疑的，他与炼丹道士宴梅交往甚深，在道士的炼丹房中看到"丹灶初开火，仙桃正开花"的情景后，还写下了"童颜若可驻，何惜醉流霞"的感慨。炼丹流传时间之长、对整个社会的影响之大，是可想而知的。

　　下面介绍一下丹药主要成分的毒性，通过它，我们可以清楚地了解所谓长生不老药的剧烈毒性。氧化汞的中毒量为 0.5～0.8 克，致死量为 1～1.5 克；氯化汞的中毒量为 0.1～0.2 克，致死量为 0.3～0.5 克；氯化亚汞的中毒量为 1～1.5 克，致死量为 2～3 克。相信不会有人再去做服食丹药以求长生的傻事，也不会有人再为它去招魂的。"服食求神仙，多为药所误，不如饮美酒，被服纨与素"，"积金到斗都是闲，几人买断鬼门关。不将尊酒送歌舞，徒把铅汞炼金丹"，古诗和明代才子唐寅的诗说得都很好，企图通过服食金丹以求取长寿肯定是死路一条！

相关链接

有意思的是，歪打正着的事经常与人类开玩笑，荒唐的炼丹虽没有炼出长生不老药，却炼出了许多崭新的科学领域。客观上评价，古代的炼丹术对化学、药物学、生理学、矿物学、冶炼学等领域的贡献是很大的，甚至将一些学科的水平推向了世界科学发展的前沿。如他们用金属汞或含有氰化物的溶液来溶解黄金的"金液丹法"，至今还是冶炼黄金的基本方法；他们在炼丹过程中发现的硫黄、雄黄、硝石与蜜一起烧炼会引起燃烧的现象，促成了火药的出现；他们创造的合丹技术促成了中药复方的合成，推动了中成药的发展等。这是因为，在炼丹者中，有一部分人是相当聪明的博学之人，他们掌握了大量的相关学科的知识，又经过反复的研究和实践。因此，不能因为当时历史背景下的错误思维把他们一概定性为"坏人"而统统打倒，对于古代的炼丹术和炼丹人要以历史唯物主义的态度作出具体分析，并给予恰当的评价。

甘瓜苦蒂，
天下物无全美

扫码听书

俗语释义

瓜虽然是甜的，瓜蒂却是苦的。比喻天下事没有十全十美的。也有作"甘瓜苦蒂，物无全美"之说的。

流行示例

《诸子集成·墨子》："甘瓜苦蒂，天下物无全美。古之学者，得一善言，附于其身；今之学者，得一善言，务以说人，言过而行不及。"

❇ 养生启示 ━━━━ ◆ ◆ ◆

　　瓜，在这里专指甜瓜，与现代的包括西瓜等在内的概念有别。瓜甜蒂苦，是实实在在的现象，形成了鲜明的对比。对于人类健康来说，甜和苦都是可以派上用场的，虽无十全十美之事，却有十分之十之用。甜瓜的甜美之味，来自它含有比西瓜还高的蛋白质、钙质和碳水化合物。经常食瓜，对于口干舌燥、大便秘结、小便黄赤、心烦头昏、腹满食少等许多症状的改善大有益处，从而收到止渴、消暑、清热、利尿、润肠、健胃的功效。但切不可贪其美味以瓜代食，因为"食多腹胀"（《食疗本草》），"多食未有不下痢者，为其消损阳气故也"（《本草衍义》）。瓜蒂的苦味，来自它含的甜瓜素，也是其毒性的表现，这正是其药用作用的基础。《本草求真》云："甜瓜蒂，味苦气寒有毒，盖此气味纯阴，功专涌泄。"古人认为，瓜蒂为涌吐之药，主要用于对痰涎宿食、水湿停饮为因形成的胸腹痞满、风痰癫痫、湿热黄疸、四肢浮肿等的治疗，与今人认识到它可消炎、退黄、洗胃，用于催吐和治疗传染性肝炎的作用相一致。以瓜蒂为主药的处方不少，如《伤寒论》中用于治疗胸中痞硬的瓜蒂散、《金匮要略》中用于治疗太阳中暍的一物瓜蒂汤、《千金翼方》中用于治疗黄疸不退的瓜丁散、《圣惠方》中用于治疗鼻中息肉的瓜蒂膏、《圣济总录》中用于治疗牙齿疼痛的瓜蒂散等。甜瓜的皮、叶、子也可为药用，其子可清热、解毒、利尿，用于治疗肺痈、肠痈、淋证，提取物有驱虫和抑制霉菌作用；其叶可消肿、散瘀、灭菌，用于治疗头癣、跌仆损伤，并能驱虫；其皮能去热，解烦渴，止牙痛。

㏒ 相关链接

　　在生活中，与甜瓜齐名的是西瓜，它含有丰富的营养，几乎包含了人体健康所需要的各种养分。除苹果酸、磷酸、精氨酸、枸杞碱、番茄色素、维生素C等成分外，葡萄糖和蔗糖的含量最高。西瓜子中蛋白质和脂肪的含量相当可观，每千克中含蛋白质120克左右，脂肪比黄豆多1倍。西瓜不仅是理想的夏令果品，也是治病的良药。明代医家李时珍在《本草纲目》中总结出它具有"消烦止渴，解暑热，疗喉痹，宽中下气，治血痢，解酒毒"的功效。凡中暑引起的昏厥、肾炎引起的少尿、高血压引起的眩晕、血虚引起的脱发、脾虚引起的厌食、肾虚引起的劳损等，均用之有效。近代有日本学者报告说，西瓜中的糖分具有利尿作用，西瓜所含的少量盐类对肾炎有特殊功效。西瓜汁还有清热利湿退黄的作用，可用于对胆囊炎、胆石症和肝炎的辅助治疗。

木奴千，无凶年

扫码听书

俗语释义

木奴，是柑橘的别称。意思是说，柑橘种得多了，能食能货，就不怕年景不好了。也包含有广种一切果树，以备荒年的意义，闪烁着宝贵的减灾学思想光华。

流行示例

宋·赵令畤《侯鲭录》："木奴千，无凶年。盖言果实可以市五谷。"明·徐光启《农政全书》"其果实，熟则可食，干则可脯，丰歉皆可充饥，古人所谓'木奴千，无凶年'，非虚语也。"张芳《清代南方山区的水土流失及其防治措施》："明《农政全书》有'木奴千，无凶年'的说法。清代一些山区重视种植用材林和经济林，如福建山区。"

❂ 养生启示

柑橘，是芸香科植物柑橘的果实，目前全世界共有柑橘果实27种，我国就有21种，被称为"柑橘的故乡"。《史记》中有"燕秦千树栗，蜀汉江陵千树橘"的记载，说明西汉时期我国的柑橘种植已具相当规模。郦道元《水经注》中有"吴丹阳太守李衡植柑于其上。临死，敕其子曰：'吾州里有木奴千头，不责衣食，岁绢千匹。'"的记载，说的就是木奴可食可货的功能。此外，它还是重要的药用植物。柑橘中含有丰富的维生素、糖分、果酸、蛋白质、脂肪和微量元素，都是人体生命活动中不可缺少的物质。其中维生素C的含量最高，是苹果的7倍、梨的10倍。它对人的血管具有良好的保护作用，还能有效地预防高血压、动脉硬化、冠心病的发生。它含有丰富的纤维素，不仅能预防大便干燥，还有重要的防癌作用。橘肉，开胃理气、止咳润肺，对胸闷气结、气逆呕恶、消渴口干的治疗有效，且有生津润燥、除烦醒酒之用。橘皮，入药以"陈皮"名之，有理气、调中、燥湿、化痰之效，对胸膈胀满、食欲不振、呕吐哕逆、气机不顺及鱼蟹中毒有救治作用。橘全身是药，橘红、橘白、橘络、橘核、橘根、橘叶、橘饼、橘青果（青皮）在防治相关疾病时都有各自的绝活，恕不赘述。柑食橘药，益处无量。

由食柑橘想到吃水果，各种水果都有不同的营养和药用功能，并且是肉食类、蔬菜类、粮食类食物所无法取代的。从改善生活质量、提高健康水平的观念出发，在我国居民的生活中，增加包括柑橘在内的水果配给是非常必要的。

相关链接

由于柑、橘、橙同属于一个科属，且色、味都有相似处，加之它们均又以热带、亚热带地区为家，在北方人眼里相对比较陌生，故生活中人们往往把它们相提并论。其实它们之间是有区别的：柑，果大皮厚，橙黄或橙红色，易剥离，络多，形似圆珠或稍扁，不易贮藏；橘，果实较小，味稍酸，皮薄而宽松，易剥离，易分瓣，呈扁圆形，色橙红、朱红或黄色，不易贮藏；橙，又名广柑、广橘，果圆味甜，色泽橙黄，皮厚而光，不易剥离，瓣亦难分，一般要借助刀具剥开，耐贮藏。事实上，柑橘类水果还远不止它们3种，柚、柠檬、香橼、枸橼、佛手柑等也都是芸香科植物柑橘类这个庞大家族中的成员。

我国柑橘类水果的产量目前在世界上名列前茅，截止到20世纪末，全国种植面积已达130万公顷，年产量约1100万吨，比新中国成立初期提高了20倍，居世界第3位。但生产技术上还存在一定的问题，在这偌大的面积中，实际挂果率仅70%左右，还有部分幼果没有进入盛果期就夭折了。所以，目前我国柑橘的产量还不算太高，平均单产只有7.8吨/公顷，仅为世界平均水平的1/3。看来，除了在品种和质量上大有文章可做外，产量上也还有很大潜力可挖。

杨桃无蹙，
一岁三熟

扫码听书

俗语释义 ■一□

　　杨桃不急不忙，一年之内数次开花结果，自夏至秋相继不绝。比喻人能勤勤恳恳、踏踏实实，在默默无闻中作出贡献。

流行示例 ■一□

　　北魏·贾思勰《齐民要术》："杨桃，似橄榄，其味甜，五月、十月熟。谚曰：'杨桃无蹙，一岁三熟。'其色青黄，核如枣核。"清·汪森《粤西丛载》："杨桃似橄榄，其味甜，五月十月熟。谚曰：'杨桃无蹙，一岁三熟。'"

❀ 养生启示 ◆◆◆

　　杨桃，又称"阳桃""羊桃"，是生长在南方热带地区的一种水果。其个大如拳，未成熟前果色青翠油润，略透微红色，成熟时呈半透明的黄色，十分诱人。其果实表面有五道凸起的棱子，很像农家碾压粮食时使用的碌碡（北方有些地区称其为"石磙"）的形状。因南方人把"棱"读为"敛"音，故有了"五敛子"的名字。除我国广东、福建一带出产外，邻国的越南、泰国、印度、马来西亚、菲律宾等也是其主要产地。关于杨桃的成熟期，俗语中说是"三熟"，而实际记述中却是"两熟"。李时珍在《本草纲目》中也有类似的说法："五月熟，一树可得数石，十月再熟。"走访果农，也未有"三熟"的实例。看来，俗语的"三"实为形容其多熟的虚数，"两熟"是比较确切的事实。杨桃自古是人们喜食的水果，"以蜜渍之，甘酢而美，俗以晒干以充果食"（《本草纲目》）。鲁迅先生对杨桃也颇多偏爱，说自己"最喜欢的杨桃，滑而脆，酸而甘"，并"常常宣扬杨桃的功德，吃的人大抵相同"。

杨桃的主要成分为水分、草酸、多种果酸和脂肪，营养相当丰富。除鲜食外，人们还把它加工成罐头、蜜饯、果干等出口国外，在国际市场上十分抢手。杨桃入药，中医古籍上早有记载，李时珍总结出它味酸、甘、涩，气平、无毒的药性和主治"风热，生津止渴"的功能，把它用于风热咳嗽、咽喉肿痛、口疮牙痛、舌燥烦渴、小便淋涩等的治疗，并发现它具有治疗虫蛇咬伤和解酒精中毒的作用。还有人将它用于黄疸、痢疾、胃痛等疾患的治疗，也有比较好的效果。

相关链接

　　在自然界中，生物的生长时间是有一定规律的，虽然可以通过人为的因素改变其生长条件，使其早熟，生产出市场需要的"反季节"产品，但其安全性问题还一直没有理想的答案，甚至成为其快速推进的直接阻力。一般认为，对生物进行人为的催熟，打破了其固有的生长规律，其有效成分和功能释放能力会大大降低，甚至可能发生基因的变异，对人类健康造成危害。在被催熟的可食用动、植物中，"畸形"物的数量明显增多，如一些鸡蛋外表不光滑，带有突起的小疙瘩；鱼类的下唇比上唇长出半厘米至1厘米；西红柿、黄瓜等一些蔬菜的形状或颜色不同于正常等，都是在它们生长过程中不合理使用生长素或受到铬、镍、铅等毒素的侵害导致的。大量或长期食用这些畸形的食物，会引起人体的慢性或急性中毒，直接危害机体的健康。有些动、植物性食物虽然还没有表现出畸形的情况，但只要受过上述毒物的侵害，也同样会存在这种潜在的危险，一样会对人体健康造成危害。这种病态表现，似乎还没有引起人们的足够重视。科学家们建议，在没有确切答案前还是慎用为好。

十榛九空

俗语释义

　　本指榛树的果实空的多实的少。后亦借指办事靠不住，或表示事务的结果不理想。

明·李时珍《本草纲目》："榛树……其壳厚而坚，其仁白而圆，大如杏仁，亦有皮尖，然多空者，故谚云：'十榛九空。'"。明·冯梦龙的《挂枝儿》："吃橄榄竟不想回头味，学水梨心肠冷，我莲心苦自知，你做了十榛九空，似这样虚头也，恨不得胡桃般就打碎了你。"李其功《榛子》："所谓'十榛九空'，榛子在野生条件下确实如此。您现在能买到满仁率很高的榛子，一定是经过后期筛选的。"

✿ 养生启示 ━━━━ ▶▶▶

榛子，因品种、产地不同，又有榧子、平榛、山反栗等多种别名，是桦木科植物榛的种仁。榛是古老的树种，《诗经》中已有记载。该树分布于我国的东北、华北及陕西、甘肃等省，分布于四川、湖北、湖南、江西、浙江一带的川榛，是其变种，也同作药用。榛树多生长于山地阴坡或丛林间，其果实成熟后既有部分果实不满仁，也有部分果实容易脱落，"十榛九空"的话确系经验之谈。

榛仁味甘而美，营养丰富，碳水化合物含量达 16.5%，蛋白质和脂肪含量最高达 18% 和 77%，是重要的干果和油料食品。不仅古籍《开宝本草》中有其"主益气力，宽肠胃，令人不饥，健行"，"行军食之当粮"的记载，而且在清代的《调鼎集》还收有酱炸榛仁、盐水榛仁、油炸榛仁的菜谱。清代的皇帝中有不少喜食榛仁者，据当时皇帝的食志记载，在咸丰皇帝的餐桌上每餐必备榛子酱，乾隆皇帝也专门作过《咏榛诗》。皇家的别墅——承德避暑山庄，还广种榛树，康熙年间诗人查慎行《山庄杂咏》中"榛实初生似栗篷，秋来采掇出低丛。鸡头剥玉差相并，饾饤曾无一颗空"的诗句可证。诗中的"饾饤"指的是精美的陈设品，是经过精挑细选的，"无一颗空"的背景就是"十榛九空"。

榛仁入药，有调中、开胃、明目之效，《食经》《日华子本草》

等著作中有明文陈述。榛仁可以直接食用，也可加入复方煎汤。如治疗病后体虚、食少疲乏，以榛子 60 克、山药 30 克、党参 12 克、陈皮 9 克，共煎为汤，临床证明有较好的作用（《宁夏中草药手册》）。榛的空壳也有用武之地，用它熬水洗浴，有杀虫灭菌的作用。

榛仁含有多种氨基酸，食用之外，还有祛风活络、强筋壮骨的作用，对腰腿痛、佝偻病和羊痫风的治疗有较好的效果。《吉林中草药》中收有不少用它治疗相关疾病的民间验方，可见民间对它已有普遍的认识和广泛的应用。

相关链接

"十榛九空"，是针对榛仁而言的。天生我材必有用，许多果仁的空壳也都是治病的药材。常见的如枳实的果壳——枳壳，是破气、行痰、消积的要药，如《活人书》中治疗胸膈痞闷的桔梗枳壳汤、《博济方》中治疗肠风下血不止的乌金散、《活法机要》中瘦儿催生的束胎丸、《婴童百问》中治疗小儿伤寒呃噫的宽肠枳壳散、《小儿痘疹方论》中治疗小儿惊吓抽搐的不惊丸等。槟榔的果壳大腹皮，是下气、宽中、行水的要药，如《丹溪心法》中用其治肺气喘促，《斗门方》中用其治中气虚滞，《太平惠民和剂局方》中用其治脾气停滞，《圣惠方》中用其治腹满肿胀，《仁斋直指方》中用其治漏疮恶秽等。瓜蒌仁的果壳瓜蒌皮，可润肺化痰、利气宽胸，无论咳嗽咽痛、吐血衄血、痈肿疮毒用之皆效。荔枝核的果壳荔枝壳，有治疗痢疾、血崩、湿疹的功能，如《普济方》中治疗赤白痢疾的橡实散就是以它和橡实壳为主药。砂仁的果壳砂仁壳，与仁同功，只是作用稍微平和，行气调中、和胃醒脾、育儿安胎皆可用之。其他如核桃仁的果壳核桃壳，有治疗血崩、乳痈、疥癣之用，向日葵子的果壳向日葵壳，有治疗耳鸣之能等。以果壳入药者，数不胜数，不再赘述。

萝卜上了街，
药方把嘴噘

扫码听书

俗语释义

吃萝卜对身体健康有益，不生病就不用延医用药了。

俗语中的"药方把嘴噘",显然是夸张和拟人化手法的表现。另有"十月萝卜小人参,家家药铺关大门"之类的说法,表达的也是同样的意思。

流行示例

清·李光庭《乡言解颐》:"村谣曰:'吃饭先喝汤,不用请药方;萝卜上了街,药方把嘴噘。'与仓公视人病虽难愈,而夙昔好食粥,尚可多延时日,说部中'一九萝卜火吾宫'之言相合。"张湖德《萝卜上了街,药铺关门歇》:"俗话说,'萝卜上了街,药铺关门歇'。萝卜还能消食导滞,尤其擅消面食之积。"

✿ 养生启示

萝卜的主要成分是糖、胡萝卜素、多种维生素、脂肪和钙、磷、铁等物质,其中胡萝卜素的含量在多种蔬菜、水果中首屈一指。胡萝卜素在人的体内经消化吸收后转化成维生素 A,从而促进人体的生长发育,增强人体的健康。日本人平均寿命较长的原因之一,就是由于他们普遍喜食萝卜。多吃萝卜还能防止动脉粥样硬化,降低血压,促进红细胞的增加。此外,萝卜在保护皮肤和眼睛、松弛胸腹神经、驱除寄生虫、利水通淋等方面都有比较显著的作用,可用于对贫血、夜盲症、百日咳、肠炎、腹泻、小便不利等的辅助治疗。李时珍称赞萝卜为"蔬中之最有利益者",说它"生吃可以止咳消胀气,熟食可以化瘀助消化"。《食疗本草》则说,可以"利五脏,轻身,令人白净肌细"。《新修本草》又说,能"大下气,消谷和中,去痰癖,肥健人"。我国萝卜的品种很多,萝卜又是北方广大地区的大菜,多食萝卜的确有益于人,俗语反映出了人们长期食用萝卜的经验。萝卜入药的途径主要是各种形式的食用,也有配入复方运用的。如嗓子作痛、咳嗽多痰、食后作酸或食油腻后不适等,均可用生嚼几片萝卜的简单方法使症状缓解。肺痿咯血,可食萝卜羊肉汤;热痢、血痢,可服萝卜蜜汁；糖尿病口渴多饮，可吃萝卜粳米粥；肠梗阻，用萝卜芒硝汤；慢性支气管炎，喝萝卜饴糖水；鼻出血不止，萝卜汁配酒内服；脚裂、脚肿，萝卜片煮汤熏洗。

相关链接

　　萝卜原产我国，《尔雅》中的"莱菔、荬、芦萉"，《说文》中的"芦菔、荠根"皆为萝卜古时的异名。据考证，我国自周朝开始已经大面积种植萝卜。几千年来，萝卜一直是我国人民的主要食用蔬菜之一。元代许有壬有诗赞之曰："熟食甘似芋，生荐脆如梨。老病消凝滞，奇功值品题。"萝卜物美价廉，其胡萝卜素的含量比四季豆高9倍，比番茄高8.8倍，比青菜高2.2倍，比菠菜高出11%。维生素C也比一般果菜含量高得多，每100克萝卜的含量约在30毫克上下。萝卜食用的方法简单而又多样化，无论炒、炖、烧、煮、下汤、生食均可得美味，不管对男女老少都有益处。它易为人体接受，即使胃肠功能不好的人也较易吸收利用，且能同时得到清理肠胃、帮助消化的效果。胡萝卜素属脂溶性物质，只有溶化在油脂中才能转化为维生素A，最好用油烹食或同肉、排骨、猪肝、鱼一起炖。

花木瓜，空好看

扫码听书

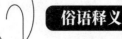

俗语释义

　　雕花的木瓜，只能作为摆设，好看不好吃。比喻花架子不好用。也有作"花木瓜儿外好看"的。

流行示例

　　元·康进之《李逵负荆》："你只说在先时有八拜之交，原来是'花木瓜儿外好看'。"明·施耐庵《水浒传》："人只道一个亲兄弟做都头，怎地养活了哥嫂，却不知反来嚼咬人！正是'花木瓜，空好看'。"赵兰英《让梦想飞翔，让梦想成真》："一座再漂亮的设施，没有精神内核，也只是一个'花木瓜，空好看'。"

❀ 养生启示 ▶▶▶

古人说"花木瓜，空好看"，是有所指的。古时宣城（今安徽宣城市）人把各色画纸贴在未成熟的木瓜上，待其成熟时清除贴纸，让人观赏印在果面上的花纹玩味。据《图经本草》记述："宣人种莳木瓜遍满山谷，始实成则纸花贴于上，夜露日烘，渐变红色，花纹如生。本州岛以充土贡，故有宣城花木瓜之称。"杨万里《野店多卖花木瓜》诗中"天下宣城花木瓜，日华露液绣成花"，说的就是此事。因此，笼统地说木瓜不堪食是不准确的。木瓜虽不多鲜食，但作为蜜饯、果酱和甜食的佐料"青丝""红丝"食用是非常普遍的。木瓜是重要的中药材，入肝、脾二经，为平肝和胃、疏筋除湿之要药。李东垣认为，它具有双向调节作用，"气脱能收，气滞能和"。《本草正》认为，其主要作用原理在于它的酸敛之性，"酸能走筋，敛能固脱，得木味之正，故尤专入肝益筋走血。疗腰膝无力、脚气，引经所不可缺"。《本草求真》认为："木瓜气味酸涩，既于湿热可疏，复于损耗可敛，故能于脾有补，于筋可疏，于肺可敛。"古方用木瓜疗疾的记载甚多，如《三因极一病证方论》中治疗吐泻转筋的木瓜汤、《小儿药证直诀》中治小儿呕吐的木瓜丸、《本事方》中治颈项不能转侧的木瓜煎、《传家秘宝方》中治脚气冲心的木瓜散等。其他本草著作中以木瓜为主药配入不同药物治疗不同疾病的药方也甚多，仅以"木瓜丸"命名的重名方剂就有上十首之多。

∞ 相关链接

我国岭南地区习惯食用的木瓜，与作为中药材的木瓜不同，它是另一种植物的果实，属热带果木之一，一般被称为"番木瓜"。它的营养极为丰富，其中维生素A、维生素C的含量比西瓜、香蕉高出若干倍。它含的蛋白酶和凝乳酶，对促进消化吸收有直接帮助，适用于对慢性胃炎、胰腺炎等的辅助治疗，还对驱杀肠道寄生虫和抑制胃肠道癌症有一定效果。广东人将木瓜与食疗结合起来，在木瓜的开发上做足了文章，清炒清炖、煲鸡煲肉等，不断创造出具有地方特色的新食谱，让人难免垂涎欲滴，到了广东不尝尝总觉得是一种遗憾。

春分分芍药，
到老不开花

🎧扫码听书

俗语释义 ■一🔲

　　对芍药的分株是有时间要求的，如果到了春分时节才分株栽种，就是到老了也不会开花的。常被用来表达办事要成功，就必须掌握好时机、把握好机会的意思。

流行示例 ■一🔲

　　清•梁章钜《农候杂占》："芍药大约三年或二年一分，分花自八月至十二月，其津脉在根可移植。春月不宜，以津脉发散在外也。故谚云：'春分分芍药，到老不开花。'"农普在线《芍药在开花前能否移栽上盆》："古语'春分分芍药，到老不开花'，说明芍药过迟移植因根部受损，会只长茎叶而花蕾不发。"王进涛《名花鉴赏——芍药》："明清时期，芍药栽培犹盛。谚云：'春分分芍药，到老不开花。'"

✖ 养生启示 ——◆◗◗

　　芍药是深受欢迎的观赏花种，此风在唐时已盛。芍药又是一种药物，《神农本草经》上已有芍药治病的论述。白芍药以浙江杭州出产的质量最佳，入药称"杭芍药"；安徽亳州产量最大，入药称"亳芍药"；四川产量亦较大，入药称"川芍药"。赤芍药，全国都有出产，以内蒙古多伦所产的质量最佳，入药称"多伦赤芍"。赤、白芍药在功用上基本相同，略有差异。按照《本草纲目》的说法："白芍药益脾，能于土中泻木；赤芍药散邪，能行血中之滞。"《本草经疏》则认为："赤者利小便散血，白者止痛下气；赤行血，白补血；白补而赤泻，白收而赤散。"其他如《注解伤寒论》《汤液本草》《医学启源》《本草正》《药品化义》《本草崇原》《玉楸药解》《本草正义》等书中都有类似的说法。中医传统用法，白芍药养血柔肝、缓中止痛、敛阴收汗，以用于胸腹胁肋疼痛、泻痢腹痛、自汗盗汗、阴虚发热、月经不调、崩漏带下的治疗；赤芍药行瘀、止痛、凉血、消肿，以用于瘀滞经闭、癥瘕积聚、腹痛胁痛、衄血、血痢、肠风下血、目赤、痈肿的治疗。两者都是中药处方中运用较普遍的药物，仅《中医内科学》教材中使用赤、白芍药的处方就不少于60首，常用的如治疗产后血瘀的芍药汤、治疗气血不和的赤芍药散、补益气血的十全大补汤、补中益气的小建中汤、止咳化饮的小青龙汤、柔肝理气的丹栀逍遥散、攻逐腹部瘀血的少腹逐瘀汤等。现代研究认为，芍药的主要成分是芍药苷，有解痉、降压、扩管、镇静、抗炎、抑菌、解热等作用，与中医学所认识的机理是一致的。

∞相关链接

　　芍药原产我国黄河流域，其栽培史已有三千年之久，《诗经》中有"维士与女，伊其相谑，赠之以芍药"的话可证。它的别名甚多，有离草、余容、其积、解仓、可离、犁食、将离、没骨花、婪尾春等。不过，说得最中听的还是明代医家李时珍，他说："芍药，犹绰约也。绰约，美好貌。此草花容绰约，故以为名。"芍药的品种纷繁，论花色有红、紫、粉红、白、黄多色，以黄色者为珍贵。它的适应性很强，塞北江南几乎都有它的芳踪，以扬州的芍药为最，有"扬州芍药天下冠"之说。苏东坡和黄山谷都曾作诗称赞，苏诗曰："倚竹佳人翠袖长，天寒犹着薄罗裳。扬州近日红千叶，看是风流时世妆。"黄诗曰："春风十里竹帘卷，仿佛三生杜牧之。红叶梢头初茁栗，扬州风物鬓成霜。"这与当时的太守蔡繁卿喜爱芍药不无关系，他在任期间，每年春天都要举行"万花会"，展示扬州芍药，客观上促进了扬州芍药文化的发展。北宋时，我国芍药的品种已相当多，收录进刘颂《芍药谱》一书中的已有31个品种，并附有插图，实际的品种当远远超过书中的数目。

菖蒲花，难见面

扫码听书

俗语释义 ━━━━━━━━━━ ■一品

菖蒲花非常美丽却很难见到，于是善良的百姓认为谁能够看到它就会交好运。

流行示例 ━━━━━━━━━━ ■一品

清·陈鳢《恒言广证》引《梁书》文："后见庭前菖蒲生花，惊报侍者，皆云不见。后曰：'吾闻见菖蒲花者当富贵。'因遽取吞之，是月产高祖。唐刘驾诗：'菖蒲花可贵，只为人难见。'"清·钱大昕《恒言录》："'菖蒲花，难见面'，施肩吾诗也。"

❀ 养生启示 ━━━━━ ◗◗◖

很明显，俗语所说是带有神话传说意义的，不足为信。但古人对菖蒲花的认识，确实值得研究。菖蒲花，是多年生草本植物石菖蒲的两性花，呈淡黄绿色，每于夏季盛开。入药有调经行血之功，是妇科常用之良药。不过，作为药用的主要是石菖蒲的干燥根茎部分，有石菖蒲、昌本、昌阳、尧韭、木蜡、剑草、香草、阳春雪、望见消、石蜈蚣、九节菖蒲等称谓。它具有开窍、豁痰、理气、活血、散风、祛湿之功，用于癫痫、痰厥、气闭耳聋、心胸烦闷、胃腹疼痛、风寒湿痹、痈疽肿毒、跌打损伤的治疗。《重庆堂随笔》赞之曰："石菖蒲，舒心气，畅心神，怡心情，益心志，妙药也。清解药用之，赖以祛痰秽之浊而卫宫城；滋养药用之，借以宣心思之结而通神明。"传统方以石菖蒲为主药的如《普济方》中治疗小儿风痫的菖蒲丸、《备急千金要方》中治疗心气不定的定志小丸、《圣济总录》中治疗风寒湿痹的菖蒲散、《补缺肘后方》中治疗耳聋的菖蒲根丸，以及《医学正传》《梅氏验方新编》《时病论》《奇效良方》《本草汇言》《妇人良方》《范汪方》《济急仙方》《经验方》等中治疗癫痫、痰迷心窍、温热病入心包、积聚鼓胀、噤口痢疾、霍乱吐泻、赤白带下、云翳遮障、痈疽发背等的诸经验方。现代药理研究认为，菖蒲具有镇静、镇痛、降温、促进消化液分泌、制止胃肠异常发酵、弛缓肠道平滑肌痉挛、抑制真菌、杀死腹水癌细胞等作用，将中医的宏观认识微观化了。

相关链接

古代关于菖蒲的神话传说很多，如《道藏》中有专门的《菖蒲传》，说它是"水草之精英，神仙之灵药"，服"一月消食，二月痰除；服至五年，骨髓充，颜色泽，白发黑，齿落更生"，"河内叶敬母中风，服之一年而百病愈；寇天师服之得道，至今庙前犹生菖蒲；郑鱼、曾原等，皆以服之得道"。文人墨客们常将菖蒲种于盆钵之中，摆放案头欣赏，苏东坡有诗云："碧玉碗盛红玛瑙，青盆子养石菖蒲。"曾茶山有诗云："窗明几净室空虚，尽道幽人一事无。莫道幽人无一事，汲泉承露养菖蒲。"《神仙传》中记载说：汉代皇帝刘彻一心想得到长生不老之法，听说菖蒲有此妙用，就派人到中岳嵩山采集。谁知连续服了三年却没有效果，反落了个烦闷不舒的毛病。"喻帝竟莫悟，终归茂陵田"，最终仍难免一死，葬于陕西的茂陵。《本草新编》诚之曰：石菖蒲"止可为佐使，而不可为君药。开心窍必须佐以人参；通气必须佐以苍术；遗尿欲止，非加参芪不能取效；胎动欲安，非多加白术不能成功；除烦闷，治善忘，非以人参为君亦不能两有奇验也"。

必欲长生，
长服山精

扫码听书

俗语释义

山精，是中药白术的别名。意思是说，要想健康长寿，就要坚持长期服用白术。

流行示例

晋·葛洪《抱朴子》："术，一名山精。故《神农药经》云：'必欲长生，长服山精。'"明·王象晋《群芳谱》：

"'必欲长生，长服山精'，引自《神农药经》。"恩威集团《术——开窍益智》："林子明服术11年，身轻如飞，如逾渊谷。《抱朴子·内篇》总结说：'术饵令人肥健'，'必欲长生，长服山精'。"

✿ 养生启示 ◀◀◀

俗语所说经常使用白术能使人健康长寿的道理，并非妄说。关键就在于它具有健脾胃、促消化、强后天、壮机体的功能。中医学认为，人以脾胃为本、饮食为基，只要脾胃的消化功能正常，饮食物的营养充足，就能有足够的生存和抵抗各种病邪的能力，身体就强壮少病。即使得了病，也能通过自身功能的调节驱邪外出，战胜病魔。"有胃气则生，无胃气则亡"，这正是中医学从长期临床实践和研究中悟出的至理名言，是对脾胃功能在机体健康中重要作用的总结和升华。在养生保健和疾病治疗中，正确使用白术是非常重要的，古今都有大量的实例可以证明这一结论。宋·陈直的《寿亲养老新书》中收有白术养生酒方一则，说坚持服用能"发白再黑，齿落更生，面有光泽。久服，延年不老"。并引用邵康节的诗句赞之曰："频频到口微成醉，拍拍满怀都是春。"

∞ 相关链接

白术，为多年生草本植物，其入药甚早，《尔雅》中已有记载，不过那时它不叫"白术"，而被称为"山蓟""杨枹蓟"。在《神农本草经》中，它才有了"术"的称谓。在历代本草著作中，它还有天蓟、山芥、山姜、山精、山连、气力伽、冬白术等多种别名，足见其被关注的程度。白术为多年生草本植物，主要产于浙江、安徽、江苏、江西、湖南、湖北、四川、贵州等地，而以浙江产量最高、质量最优，其中又以于潜、昌化天目山一带生长的野生白术为上品，药品名称"于术"，当地人称"猴子术""狗头术"，是对其盘结丑怪，犹如野兽之状的形容。

古人对白术的加工非常考究，除按照采挖季节分为"生术""生晒术"和"冬术"外，还根据临床需要进行特殊炮制，常见的如经过直接炒制的炒白术、焦白术，或加入麸皮、黄土、蜜水、姜汁、米汤、乳汁、酒类等辅料进行炒制的各种特色白术，以适应在不同主治前提下不同配伍的需要。

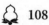

白术的主要功能是补脾益胃、燥湿和中，以用于脾胃气虚、不思饮食、腹胀腹泻、水肿痰饮、黄疸湿痹、小便不利、头晕自汗等病症的治疗，被历代医家奉为"安脾胃之神品""除风湿之上药""消痞积之要药""健食消谷第一要药"。临床上，白术可以与多种药物配伍治疗相关疾病，正如著名医家张锡纯所言，白术"与寒凉药同用，又善补肺；与升散药同用，又善调肝；与镇安药同用，又善养心；与滋阴药同用，又善补肾"。而运用最多的当属脾胃疾病，"脾虚不健，术能补之；脾虚不纳，术能助之"。药理及动物实验显示，白术具有明显持久的利尿作用、降血糖作用、抗血凝作用、抗菌作用和增强肌力的作用，证明它具有更加广泛的用途。

七叶一枝花，深山是我家；痈疽如遇者，一似手拈拿

扫码听书

俗语释义

七叶一枝花，又名"重楼金线"，是一种生长在山坡林下的草本植物，因其叶片的数目以7枚居多，故而得名。它具有清热解毒、散结消痈的功能，故常被用于痈肿疔疮的治疗。"一似手拈拿"，形容它有药到病除的好效果。

流行示例

明·李时珍《本草纲目》："重楼金线，处处有之……外丹家采制三黄、砂、汞，入药洗切焙用。俗谚云：'七叶一枝花，深山是我家；痈疽如遇者，一似手拈拿。'"南方都市报《七叶一枝花》："治理昏庸之外，本花同时担负治理摇头弄舌的惊痫癫疾、手足抽搐，以及痈疮瘰疬，业绩显著。因此百姓留下口碑：'七叶一枝花，深山是我家，痈疽如遇者，一似手拈拿。'"

❋ 养生启示 ————◗◗◗

　　七叶一枝花，别名甚多。据李时珍考证："因蛇虫之毒，得此治之即休，故有蚤休、蝎休诸名。重台、三层，因其叶状也。重楼金线，因其花状也。甘遂，因其根状也。紫河车，因其功用也。"后世药用，多以"蚤休"名之。《本草正义》说："此草专治痈疡，古今无不推重。然此类寒凉诸品，唯阳发红肿大痛者为宜，而坚块顽木阴证大忌，非谓凡是外科，无不统治也。"在古医籍中，记载较多的确实如他所言，如《神农本草经》说它主治痈疮、蛇毒，《唐本草》说它"敷蛇毒"，《滇南本草》说它"消诸疮，无名肿毒"，《生草药性备要》说它"消百毒"，《分类药性赋》说它"治痔、疗疮"等。《圣惠方》中治风毒暴肿的重台草散是以其命名的，《濒湖集简方》中治鼠莽毒的验方是以其为主药的。实际上，它还具有平喘止咳、息风定惊等多种功能，用于瘰疬、喉痹、小儿惊风抽搐、慢性气管炎等的治疗。古方如《小儿药证直诀》中用它治疗小儿慢惊、《滇南本草》中用它治疗妇人奶结、《卫生简易方》中用它治疗小儿胎风等。《南方主要有毒植物》认为，该药的"地下根茎、皮部含毒较多。中毒症状：恶心、呕吐、头痛，严重者引起痉挛"，故应严格掌握用量和指征，不可滥用。

⌘ 相关链接

　　有一种说法认为"中药没有毒副作用"，这实际上是不准确的。俗话说："是药三分毒。"在这个世界上，不论是中药、西药，没有毒副作用的药物是根本不存在的，只是表现出的程度轻重不同罢了。作为自然形成的以天然植物为主的中药，与化学合成的西药相比，毒副作用相对比较小，这是客观存在的事实。对中药毒副作用的研究，是近年来学术界非常关心的问题，也表现了中医人实事求是的科学态度。有报告说，我国近年来在各级医疗单位住院的病人中，每年出现药物不良反应的人数约为250万人，其中有19.2万人因此而死亡！中药不良反应的人数也呈上升趋势，1960～1979年的20年间，有报道的例数仅为96例；1980～1989年的10年间，已达到了2467例；1990～1997年的8年间，就达到了2546例。除住院外，不经医生诊断，自行到药店买药的人也不在少数，一项调查表明，有59%的人都或多或少地有过这种举动，其中也有不少因吃错药而发病的，都应该引起大家对合理用药的重视。

民歌诗词与健康养生

力拔山兮气盖世

扫码听书

力拔山兮气盖世，时不利兮骓不逝！
骓不逝兮可奈何，虞兮虞兮奈若何！

——秦·项羽

诗词赏析

　　我的气力可以拔掉一座山，我的气魄可以压倒全世界的人！若不以胜败论英雄，在中国历史上项羽也算一条汉子！他在《垓下歌》中唱出的心声、歌词中表现出的恢宏气势，留给人们的精神是可贵的，其英雄气概足以在历史的长卷上留上一个深深的烙印。

养生启示

　　在大是大非、民族利益面前，气概是要有的，气魄是必须的，气壮山河是被歌颂的精神；在小是小非、个人问题面前，生气是不值得的，怄气是没必要的，怒气冲天是有损于健康的。只效项羽有志向，"不可沽名学霸王"，这应该是对待气的正确态度。

人是一口气

　　中医学认为，人的基本构成和功能都是气与血，人是天地之气交感的产物。这就是《黄帝内经》中"天地合气，命之曰人"，"人以天地之气生，四时之法成"的基本思想。精气是生命的基础，是天地间具有运动变化的精微物质。这种物质与生俱来，既包括人的生殖之精，更主要的则是反映出人生命活动全部的功能之精。生殖之精，合而成形，完成了由胚胎到脑髓、骨骼、血脉、筋肉、肌肤、毛发、五脏六腑的变生；功能之精，是维持人体生命活动的基本物质，主宰生命的全过程，气聚则生，气散则死。精气是先天之精和后天之精的合成，包括与胚胎形成有直接关系的精气、与人的呼吸息息相关的清气和与人的生命机能密不可分的水谷之气。它与肺、脾、肾三脏的关系尤为密切，通过其推动、温煦、防御、固摄、气化、营养作用的协调发挥，伴随着人生命活动的始终。

有人说，生命在于运动。实质上，生命的本身就是运动，这种运动是通过气的升降出入形式体现出来的。有升有降，有出有入，才有了机体新陈代谢活动的正常进行，才有了机体内外左右的相对平衡，才有了人的正常生存。这种活动是有机配合的、密切协调的、相互为用的、互为制约的，如肝气的升发、肺气的肃降、肾水的上升、心火的下降、脾气的升清、胃气的降浊等，无不是气机升降出入运动有序作用的结果。这一活动正常，人的气机调畅，各种生命活动的运转就能保持平衡，机体就不生病，就健康；相反的，这一活动异常，人的气机失调，各种生命活动的运转就会失去平衡，健康状态就会被打破，机体就要生病。古籍和日常生活中都有"百病皆生于气"的说法，这是千真万确的事实。如气运动太过的"气逆"、气运动不及的"气降"、气运动不畅的"气滞"和其他气运动障碍引起的气陷、气脱、气结、气闭、气厥、气郁等，都会带来相关疾病的发生，表现出肺失宣降、脾气下陷、胃气上逆、肝气郁结、肾不纳气等形形色色的病态来。

气是杀人贼

气是杀人贼，生气者，生于气。它不是气的正常化生，而是气的运动出现了反常的问题，生出不必要的"气"来，是人情志变化中的一种异常表现。由它造成的气机失调，自然要影响到人的健康状态，派生出许多疾病来。临床上最常见的如气伤肝，表现出面部红紫、两胁疼痛、头昏目胀、血压升高；气伤肺，表现出呼吸急促、咽痒喉燥、咳嗽气喘、胸痛不适；气伤脾，表现出口淡无味、食欲不振、腹满胀痛、五谷不化、腹泻；气伤心，表现出胸闷气短、心悸不安、神志恍惚、失眠健忘、头痛如劈；气伤肾，表现出腰酸肢软、下肢困重、遗精阳痿、阴痒带下、小便失禁、血尿、尿闭等。生活中因气伤身的事并不少见，《三国演义》中诸葛亮三气周瑜的故事就是活生生的例子。有调查说，大怒时人的心跳可达到 200 次以上、收缩压可升到 230mmHg 以上，突发脑出血的危险随时都有可能发生。它对人的损伤是综合的，可涉及包括神经系统、血液循环系统、呼吸系统、消化系统、内分泌系统等全身机能系统。一项统计表明，除与机体机能失调因素有关的器质性病变外，人类 70% 以上的疾病与生气有关。

✿ 解气有法

作为血肉有形之躯的人，不可能在面对各种复杂的情况下没有一点情绪的变化。所以说，生气是在所难免的，问题的关键是我们如何正确看待它、科学处理它。

清代大学士、户部尚书阎敬铭《不气歌》："他人气我我不气，我本无心他来气。倘若生病中他计，气下病时无人替。请来医生把病医，反说气病治非易。气之危害太可惧，诚恐因气将命弃。我今尝过气滋味，不气不气真不气。"

自解自劝，是方法之一，靠理智去把自己从气的状态中解放出来。倾吐疏泄，是方法之二，受气的人找"信得过"的人评评"理"，把心中的气倒出来；劝解的人进行正确的规劝疏导，帮助受气人把理说清楚，气也会慢慢消掉的。目标转移，是方法之三，听听音乐、看看报纸、参加一些体育活动或体力劳动等，都有可能把气发泄出去，使心情变得相对轻松。

有研究说，光线和饮食与气的生成有关。强光线能使人过度兴奋、急躁，容易诱发气的产生；弱光线能使人过度抑郁、沉默，也不利于气的消除；柔和的光线，能使人的心情平和、舒展，使人在如幻如梦中得到心理上的满足，有助于气的消散。浓茶和咖啡类饮食容易让人情绪激动，是产生气的根源；碳水化合物含量高的饮食能让人神经松弛，有利于气的消除。

春眠不觉晓

扫码听书

春眠不觉晓，处处闻啼鸟。
夜来风雨声，花落知多少。

——唐·孟浩然

诗词赏析 ■─ℓ

　　本诗名为《春晓》，是孟浩然的得意之作。全诗虽然只有短短 20 个字，却把春天早晨的气象表现得淋漓尽致。春雨贵似油，春风似剪刀，那淅淅沥沥的风雨之声，使诗人一夜没有睡好。睡眠中还惦记着庭院里的花儿又凋谢了多少，一片惜春的情绪油然而生。早晨醒来迟了，到处都是鸟的鸣叫声。

✿ 养生启示 ◗◗◗

　　多少年来，人们把"春眠不觉晓"引为"春困"的根据，认为春天人们容易困倦，春天的早晨真是睡懒觉的好时光啊！

❀ 为何会发生"春困"

　　从生理角度看，春困确实是存在的。这是因为，冬天天气寒冷，毛细血管的收缩使机体处于收敛状态，血液速度变慢，血液流量减少，皮肤的汗腺和毛孔闭合，机体自动进入了积极性地季节保护。这种状态有利于减少热量散发和机体的保暖，有利于机体抵御冷空气的侵袭和预防寒冷的刺激。这一状态，使大脑处于养尊处优的高氧环境里。春天一到，气温回生，万物萌发，人体再用不着为冷担忧，于是皮肤的汗腺和毛孔开放了，血管舒张了，血流速度加快了，流向全身的血液量增多了，人们的户外活动也增多了。新陈代谢的加强，自然会增加机体的耗氧量。而机体产生的氧气是一定量的，必须针对春天的情况进行重新调整和分配。在整个冬季对氧气都享受着优厚待遇的大脑，在取消优厚待遇后一时适应不了这种新的分配制度，于是就出现了相对缺氧的情况。再加上春天温暖的良性刺激，使大脑受到抑制，春困就随之发生了，主要表现为困倦、嗜睡、乏力，早晨不易醒，中午又想睡的懒相。实际上，春困是机体按照热胀冷缩规律出现的自然性变化过程中的一种现象，并不是睡眠不足的表现，此时想通过早晨多睡一会儿懒觉改变这种困乏是不可能的。相反，春天睡懒觉会越睡越感到没精神，更不利于大脑功能的锻炼和对春天环境的适应，对整个机体的健康也是不利的。

我国幅员辽阔，南北气候差异较大，对于春天概念的理解要符合实际情况，这样才有可能正确安排好春天的锻炼和养生。传统认为，立春就是春天的开始，实际上并不能一概而论。立春之后，鸟语花香的南疆确实已春光明媚，而冰封雪盖的北国仍然是严寒袭身。按照气候学的规定，只有当每候（5 天）平均气温达到 10 ～ 22℃时，春天才算真正到来了。10℃以下的平均气温，仍为冬季；22℃以上的平均气温，就到夏季了。立春之后，自珠江向北，大约每移动 100 公里，春天要推迟 3 天左右。一般说来，长江上游的春天在 3 月初，中游在 3 月中旬，下游在 3 月下旬；黄河流域的春天，要到 4 月初；新疆和黑龙江的春天，要到 5 月的"立夏"了。

❧ 走进春天

进补，是春季养生的重要内容，总的原则是清淡、柔润、平和的方针，徐徐从事。食补应以新鲜蔬菜、水果、蜂蜜、鱼类为主，药补可选人参、白术、茯苓、黄芪、山药、木耳之属。具体要根据自己的身体情况，在医生的指导下进行。万不可盲目乱补，补出毛病的事各地都有发生。

克服春困的最好办法是从事体育锻炼，促进机体的血液循环，增强大脑的调节能力，使自己尽快适应气候的变化。中医学提出的"夜卧早起，广步于庭，披发缓形，以使志生"的春季养阳法，正是古人克服春困的经验之谈和正确的养生法则。出于中医典籍《黄帝内经》中的这 16 个字，包括了极其丰富的内涵和科学道理，有必要进行认真的研究："夜卧早起"，是科学的睡眠方式，告诉人们"早起"与"早睡"是有关联的一对，充足的睡眠是必须保证的，睡得好才能起得早；"广步于庭"，是科学的锻炼方法，户外活动，散步为主，循序渐进，经常坚持，呼吸新鲜空气，清除内在毒素；"披发散形"，是科学的生活原则，散开紧束的头发，宽松紧束的衣带，舒展倦怠的躯体，放松紧张的情绪；"以使志生"，是养生达到的目的，"志"为精神活动的表现，其中就包括恢复大脑对气候变化的适应能力这一条。中医认为，春天是阳气发生之季，为木所主。木喜条达升发，阳主疏散扩展，只有从事积极的体育活动，才能得到充足的阳气，才能使机体获得健康的状态。"伸懒腰"，不失为一种克服春困问题的有效锻炼方法，它利用双臂的自由屈伸，使胸腔扩大、膈肌运动加强、呼吸加深、血液速度加快，从而使大脑迅速得到相应多的营养补充。需要注意的是，乍寒乍暖，是春天气候的典型特点，早晨体育活动的安排，要密切关注气温变化，穿好适宜的衣服，活动时出汗的在活动结束后要及时擦干，并穿上保暖的衣服。另外，春季风多雾多，活动时要注意避风避雾，以免诱发呼吸系统疾病的发生；身体的主要部位也不要过分裸露，以免引起肌肉、关节部位受寒而发生疼痛。

俗话说："人勤春早。"这勤劳，包括劳动，也包括活动；包括体力，也包括脑力。动起来，生命就有活力；动起来，生活才有朝气；动起来，春困就会消失。

已觉秋窗愁不尽

扫码听书

秋花惨淡秋草黄，耿耿秋灯秋夜长。
已觉秋窗愁不尽，那堪风雨助凄凉。

——清·曹雪芹

诗词赏析

自古以来，在文人墨客的笔下，"悲秋"也是他们热衷表现的主题。"秋花惨淡秋草黄，耿耿秋灯秋夜长。已觉秋窗愁不尽，那堪风雨助凄凉"。曹雪芹在四句诗中用了五个低调的"秋"字，刻画了多愁善感林黛玉的忧郁心态，真是贴切之至。不过这不是他的创造，关于"悲秋"的绝唱在他之前已屡见不鲜了：杜甫的"万里悲秋常作客，百年多病独登台"，"老去悲秋强自宽，兴来今日尽君欢"；

柳宗元的"海畔尖山似箭铓，秋来处处割愁肠"；张说"试上铜台歌舞处，惟有秋风愁杀人"；马戴"云中君不见，竟夕自悲秋"；李益"今日山川对垂泪，伤心不独为悲秋"；苏东坡"骚人故多感，悲秋更寥栗"；李清照"新来瘦，非于病酒，不是悲秋……"这些描述的也是秋天的季节特点、气候征象、人文个性，把秋的另一副面孔也表现得淋漓尽致了。

❀ 养生启示 ━━━◆ ◆ ◆

为何秋天让人有如此不适之感？一曰季节特点，秋风萧瑟，万木凋零，大地苍茫，阴雨绵绵，环境让人兴奋不起来；二曰身体因素，天人相应，五行相对，人体自然要表现出相应的征象。

◆ "悲秋"原委

从人的生理角度讲，"悲秋"不是无病呻吟，而是具有一定道理的。人们在经历了漫长夏季酷暑的折磨之后，能量过于消耗的机体处于非常疲乏的状态。秋风送来的凉爽，使人体新陈代谢的速度开始放慢，机体进入了周期性的休整，于是就产生了一种莫名其妙的疲惫感。而此时人们面对的又是时热时寒的风——为百病之长，它带来了空气流通，也带来了复杂的季节病；阴霾多雨的天——为重浊之气，它带来了凉意，也带来了病原的温床。按照五行，秋天又为金所主，金主燥，那燥气让人难受；内应于肺，肺主忧悲，那情绪自然欠佳。此情此景，一种凄凉、忧郁、低沉、伤感、迟暮的情绪油然而生，这就是"悲秋"。有调查说，秋天，尤其是深秋，是一年之中精神病和自杀现象发生最多的季节，也是各种疾病发生率、死亡率最高的季节。秋天常见的疾病有以呼吸系统症状为主的感冒、咳嗽、哮喘、鼻衄，以消化系统症状为主的细菌性食物中毒、腹泻、痢疾、疟疾，以循环系统症状为主的冠心病、高血压、中风和皮肤瘙痒、关节疼痛等，难怪人们把这个季节叫作"多事之秋"。现代研究也为"悲秋"找到了根据，认为它是人体生物钟作用的结果，是机体内激素变化引起的情绪异常变化。

原来人的大脑中有一个仅有豌豆大小的腺体——松果体，它分泌的褪黑激素会使人情绪低落、昏昏欲睡、悲哀伤感。它的分泌受到自然规律的控制，白天强烈的太阳光能够抑制其释放，因而人们能够精力充沛地工作；夜晚它的分泌量增多，正好可以让人们安眠。秋天雨多寒多，光照不足，松果体分泌的褪黑激素明显增多，所以悲秋的情绪就会明显地表现出来。这种情况的发生，一般女性多于男性，这与女性过于敏感的思维方式和应变能力有关。以前医学书籍上对于"悲秋"虽有记载，但人们对此病的认识普遍不足，近代它有了"季节抑郁症"的称谓，实际上属于心身疾病的一种。

秋天，秋高气爽，气温适宜，是锻炼身体的好时节。从中医理论讲，秋天是人体精气收敛内养阶段，运动也应顺应这一原则，运动量由小到大，自觉身体有些发热，微出汗，运动后轻松舒适，就是合适的标准。

❖ "悲秋"预防

悲秋是可以预防的，这是肯定的答案。晒太阳是基本的方法，因为光照可以减少褪黑激素的分泌，使人的情绪增高。加拿大人有每年秋冬季节飞往赤道生活一段时间的习惯，实际上就是针对这一情况而采取的应对措施。增加户外活动，开展必要的体育锻炼，也是切实可行的方法，一些不良情绪会在运动中消失。调节饮食和睡眠也有一定的作用，饮食应以清淡甘润为主，防燥防热；睡眠要有足够保证，起居有常。最重要的是情绪调整，尽快使机体适应起来，用积极的态度、积极的精神状态去对待秋天的冷漠。刘禹锡的《秋词》写得好："自古逢秋悲寂寥，我言秋日胜春朝。晴空一鹤排云上，便引诗情到碧霄。"假设我们有了刘子诗中的博大胸怀、广阔眼界、浩荡气势，再加上科学的态度，是足以可以把"悲秋"变为"欢秋"的。

❖ 秋韵

秋天，是一年中收获的季节。黄花遍野，层林尽染，天高风清，硕果累累，是一幅美妙的画，是一首多情的歌！自古以来，在文人墨客的笔下，秋天都是他们热衷表现的主题。王勃有"时维九月，序属三秋"之句，把秋称为"三秋"；张协有"唏三春之溢露，溯九秋之鸣飙"之句，把秋称为"九秋"；陈子昂有"金秋方肃杀，白露始专征"之句，把秋称为"金秋"；马祖常有"素商凄清扬微风，草根之秋有鸣蛰"之句，把秋称为"素商"；欧阳修有"我来夏云初，素节今已届"之句，把秋称为"素节"。此外，首秋、初秋、早秋、上秋、新秋、正秋、中秋、晚秋、凉秋、高秋、清秋、霜天等众多称谓，都是说秋的。民间关于秋的风俗也很多，有立秋之日"迎秋"的，有欢庆丰收"咬秋"的，有秋天进补"贴秋膘"的，有适应气候变化提倡"秋冻"的，连杀人也要放在秋天，称为"秋后问斩"，围绕秋天的活动真是够丰富的了。

雪芹春鸠脍美味

扫码听书

泥芹有宿根，一寸嗟独在。
雪芹何时动，春鸠行可脍。

——宋·苏东坡

诗词赏析

本诗源自苏东坡的《东坡八首》，是专道芹菜好处的。看来，苏东坡对美食颇有讲究，他还在诗后作了自注："蜀八贵芹芽脍，杂鸠肉为之。"这道菜后来成了名菜，叫"雪底芹芽"。

❀ 养生启示

芹，为伞科植物，"有旱芹、水芹。水芹生江、湖、河、泽之涯，旱芹生平地，有赤白二种。二月生苗，其叶对节而生，似川芎。其茎有节棱而中空，其气芬芳。五月开细白花，如蛇床花"（《本草纲目》）。

❋ 亦食亦药的芹菜

选购芹菜，色泽要鲜绿，叶柄应是厚的，茎部稍呈圆形，内侧微向内凹，这种芹菜品质是上好的，可以购买。研究表明，常吃芹菜，能减少男性精子的数量，对避孕有所帮助。

水芹入药为主，甘辛而凉，有清热、利水之用，主要用于对暴热、烦渴、黄疸、水肿、淋病、带下、瘰疬、痄腮等病的治疗。《神农本草经》认为，其"主女子赤沃。止血养精，保血脉，益气，令人肥健嗜食"。《备急千金要方》认为，它"益筋力，去伏热。治五种黄病"。《食经》认为，它"利小便，除水胀"。其他如《本草拾遗》《日华子本草》《医林纂要》《本草再新》《随息居饮食谱》等中医药著作中也都有与它相关的论述。《圣惠方》中收有用它治疗小便淋沥和小便出血的验方，《子母秘录》中收有用它治疗小儿霍乱吐泻的验方，至今临床用之有效。除作药外，水芹也可作为菜蔬食之，陶弘景认为："二三月作英时，可作菹及熟瀹食之。又有渣芹，可为生菜，亦可生啖。"

旱芹，也有药芹、蒲芹之名，药食并用，以食为主，是蔬菜中的当家菜之一。其味甘性平，无毒，有特殊的香味。喜寒冷，不耐炎热。它原产地中海沿岸国家，后来传入我国，逐渐成为遍布全国的菜种。其食用部分是叶和柄，种子可作为香料。它的主要成分是蛋白质、脂肪、维生素和矿物质。其中纤维素和磷、钙的含量较高，经常食用对高血压、血管硬化、神经衰弱、老人大便干燥、小儿软骨病等有直接或辅助治疗作用。它含的芹菜油，能促进食欲。《食鉴本草》认为，"生高田者宜食"，并不强调地域。李时珍则认为，生蕲春一带的最佳，因为古籍中有"菜之美者，云梦之芹"的说法。李氏经过考证，得出"云梦"就是蕲春一带的结论。现代似乎对产地并不考究，以味美、渣少、质脆的改良新品种西芹最受欢迎。作为药物使用，历代本草也有记载，如《本经逢原》说它能"清理胃中湿浊"；《本草推陈》说它，能"治肝阳头昏，面红目赤，头重脚轻，步行飘摇等症"；《卫生简讯》说它能"清胃涤热，通利血脉，利口齿润喉，明目通鼻，醒脑健脾，润肺止咳"等。现代有用芹菜治疗气管炎、肺结核、小儿百日咳、中风后遗症、高血压、糖尿病、产后腹痛、月经过多等病症的，多以食疗的方式出现，坚持长期食用，都有一定的效果。

❤ 从食谱中退出的斑鸠

斑鸠，是鸠鸽科动物中的一种，有锦鸠、斑鶛、鹁鸠、祝鸠等别称。这家伙名声不好，来源于自《诗经》"维鹊有巢，维鸠居之"及历代各种作品中"鸠占鹊巢""鸠居鹊巢""鸠僭鹊巢""鹊巢鸠居"等的说法。据传它天性拙笨，不善营巢，喜欢栖居喜鹊营造的窝巢，故这些成语就常用来比喻那些不劳而获、侵占或享受别人劳动果实的人。作为药物，斑鸠有益气、明目、强筋骨的功能，运用烹、炖、炒、煮等多种方法均可食之，味美可口，香而不腻。苏东坡选中把它与芹菜相配制作成的菜肴，无论色、香、味都是上乘的，确实有点美食家的水平。不过，作为保护动物，包括斑鸠在内的鸟类都不敢再吃了。把天上飞的、水中游的、地上跑的动物都变为口中食，是人类倒退的表现，最终必将害了人类自己。如果实在想品尝一下"雪底芹芽"，可把其中的鸠肉变为鸡、猪、牛肉等，只要掌握好技艺，照样能得到美味的享受，万不可再因此坏了苏东坡的名声。据说，北京颐和园的御膳馆内已推出了这道名菜，还真吸引了不少食客品尝。

❤ 文学家笔下的"芹"

清代文学家曹沾，也喜欢吃"雪底芹芽"这道菜，并且还据此把自己的名字改成了曹雪芹。如再向远处推移，文人中与芹菜有缘的还真有几位，作品中涉及芹菜的内容也不少。有以芹为贵的，如《诗经·小雅》中的"觱沸槛泉，言采其芹"，《吕氏春秋·本味》中的"菜之美者，云梦之芹"，杜甫的"饭煮青泥坊底芹""香芹碧涧羹"等，都是赞美芹菜的。"芹藻"，还成了有学问之士的代名词。有以芹为贱的，如《列子·杨朱》中所记："昔人有美戎菽、甘枲茎、芹萍子者，对乡豪称之。乡豪取而尝之，蛰于口，惨于腹。众哂而怨之，其人大惭。"这就是"献芹"掌故的由来，比喻见寡识少，以至和"芹意"等一类词都成了后来的谦辞。文人爱芹，除食之外，大概与芹菜出淤泥而不染的品行和其表示的谦意有关，是文人们追求清高品行的表现。

杜甫有诗曰："炙背可以见天子，献芹由来知野人。"黄庭坚有诗曰："黄华虽众笑，白雪不同腔。野人甘芹味，敢馈厌羊羫。"陆游有诗云："大官荐衣食，野人徒美芹。"邓文原有诗云："寒士简编穷皓首，野人芹曝抱丹心。"黄遵宪有诗说："闻道铜山东向倾，愿以区区当芹献。"苏东坡的诗中，也有多处把自己与芹菜相比的。

这里"献芹""芹献""芹曝""美芹""甘芹"等所表现的,基本上都是这一特定的意义。

一杯山药进琼糜

高梧策策传寒意,叠鼓咚咚迫睡期。
秋夜渐长饥作祟,一杯山药进琼糜。

——宋·陆游

诗词赏析

在唐宋诸多诗词名家中,陆游是比较重视用中药养生的老者之一,他特别喜欢中医的食疗,故在他的作品中不乏这方面内容的描述。这首诗是写作者秋夜读书吃夜宵的事:秋风扫落叶,高树"传寒意";更鼓咚咚响,夜深"迫睡期";秋日"夜渐长",睡前饥饿袭;一杯山药羹,味美赛琼糜。在诗人的笔下,山药有一种美感,它药食俱佳,充饥之外还多少带有一些享受。陆游以山药为食为养,不是偶然的尝鲜,也不是没有目的的滥食,这在他的其他诗作中有过多处的表露,如他在吃斋养病中确定的食谱中依然选用了煮山药:"久缘多病疏云液,近为长斋煮玉延。""玉延",就是山药的别称。

❂ 养生启示

山药,在古籍中还有山芋、修脆、白苕、扇子薯、佛掌薯等20

多种称谓。唐宋之后的诗词名家中，喜欢以山药为食为养的也大有人在，如明代的唐伯虎，老年之后也是常食山药的，"柴门深闭蔋徐煨，沽得邻家村酿来。白发衰颓聊遗岁，山妻稚子笑颜开"。他把山药作为下酒菜食用，并采用文火慢"煨"的烹调法，体现出作者对中药食疗方法的考究。宋代的朱熹对山药也情有独钟，称赞山药说："欲赋玉延无好语，羞论蜂蜜与羊羹。"读着他的诗，似乎让人嗅到了山药的甘甜、香美之味，产生出恨不得立时拿来享受的感觉。还有一首名为《玉延赞》的诗，从诗名到内容都是歌颂山药好处的，且写得生动具体，诗曰："山有灵药，缘于仙方，削数片玉，清白花香。"

🌿 山药是药中的上品

古人为何对山药如此厚爱？翻开中医本草史，答案一下子就明了了。在成书于东汉时期的《神农本草经》中，山药已被作为上品收录。在当时，"上品"主要是指具有补养兼治疗作用的食品类药物，必须是对人体有益无毒的。《本草经读》释义说："凡上品之药，法宜久服，多则终身，少则数年，与五谷之养人相佐，以臻寿考。"医圣张仲景的八味丸，重用了山药，"以其凉而补也。亦治皮肤干燥，以此物润之"（李东垣）。之后的医家几乎没有不论山药、不用山药的，使山药的温度有增无减，一直热到了如今。如《本草正》说："山药，能健脾补虚，滋精固肾，治诸虚百损，疗五劳七伤。"《药品化义》说："山药，温补而不骤，微香而不燥，循循有调肺之功，治肺虚久嗽，何其稳当。"其他如《本经疏证》《本草图经》《唐本草》《本草纲目》等典籍中都有专论，不及详述。也因于此，山药在众多复方中频频亮相，固精丸、易黄丸、完带汤、缩泉丸、山芋丸、山药酒等名方中都有它的角色。六味地黄丸，被现代视为养生之"神方"，由它衍变出上十处方，几乎涵盖全科医学。但万变不离其宗，山药的地位怎么也掉不下来。山药，寻常之品；糖尿病，食不宜精，在治疗糖尿病的药物中，山药用之不怠，或许这也是天意。

🌿 山药是食中的佳品

山药有过三次易名更姓的经历。它原名"薯蓣"，因其形、味与薯类植物相近而得。当唐代出现皇帝李豫时，因"豫"与"蓣"同音，为避皇帝之讳，只好改名"薯药"了。后来，宋代又出了个皇帝叫赵曙，"曙"与"薯"同音，只好再次改名叫"山药"了。

作为两栖植物，山药为食能补，有极高的营养价值，其碳水化合物、蛋白质、维生素含量都相当丰富。山药羹、山药粥、山药球、煨山药、煮山药、炸山药丝、拔丝山药、山药炖母鸡、山药点心等，以山药为料做成的各色甜食、咸食、素食、荤食五花八门，难以言尽，尽言山药之美。山药为药能治，有广阔的药用前景。《神农本草经》说它"补中益气力，长肌肉，久服耳目聪明"。《名医别录》说它"治虚劳羸瘦，充五脏，除烦热，强阴"。《食疗本草》说它"治头痛，助阴力"。《日华子本草》说它"助五脏，强筋骨，长志安神，主泄精健忘"。新中国成立后出版的《中药大辞典》把它的功能概括为八个字"健脾，补肺，固肾，益精"，是治疗脾虚泄泻、久痢、虚劳咳嗽、消渴、遗精、带下、小便频数的常用药。现代药理研究认为，山药中含的黏液蛋白，对心血管系统有保护作用，它能够预防心血管内脂肪的过多沉积，阻止动脉硬化的过早形成；对肝脏、肾脏、骨骼的生长也有保护或促进作用，还能防止机体发胖。山药入药有生用和炒用之分，"入滋阴药宜生用，入补脾宜炒黄用"（《本草求真》）。它的产地遍及中南、华北、华南、西北、西南诸省，主产河南，而以河南博爱、沁阳、武陟、温县、焦作一带出产的"怀山药"质量最佳，为山药中的正品。

摘尽枇杷一树金

扫码听书

乳鸭池塘水浅深，熟梅天气半晴阴。
东园载酒西园醉，摘尽枇杷一树金。

——宋·戴复古

诗词赏析

梅熟季节，天气半晴半阴，气温不高不低，感觉不热不寒。此时载酒宴游，从东园喝到西园，一边喝酒，一边观水中戏鸭，吃树上枇杷，真是别有一番风味。且不说诗中运用笔法清新流畅的微妙、营造氛围恬静闲适的诱人，就枇杷成熟季节、枇杷果实颜色的描写，亦足以显露出作者丰富的知识底蕴和对生活观察的细致。

❂ 养生启示 ━━━━◆◆◆

枇杷，又名芦橘、金丸、炎果、腊兄等，从不同角度反映出其味道、色泽、成熟和生长季节的特点。它的生长周期不同于一般花木，要经历秋天萌芽、冬天开花、春天结实、夏天成熟的漫长过程，一年四季之气皆汇聚其中，《枇杷赋》中有"禀金秋之清条，抱东阳之和气，肇寒葩于结霜，成炎果于纤露"的总结。有许多诗歌与上述含义有关，如苏东坡的"客来茶罢空无有，芦橘微黄尚带酸"、刘子翚的"万颗金丸缀树稠，遗恨汉苑识风流"、吴昌硕的"五月天气换葛衣，山中芦橘黄且肥"、周紫芝的"黄菊已残秋后朵，枇杷又放隔年花"等，都是描写枇杷的名句。

◆ 枇杷秘史

枇杷在我国有悠久的栽培历史，据《西京杂记》一书记载："初修上林苑，群臣远方各献芳果异树，有枇杷十株。"可见东汉以前我国已有枇杷种植，且是作为非常珍贵的"芳果异树"的。西汉司马相如在所作《上林赋》中有"枇杷燃柿"之句，证明当时枇杷已为宫廷之用了。之后，枇杷成为历代宫廷的贡品，因古时初夏时节水果奇缺，普通老百姓能吃到枇杷是不易的。汉代以来，枇杷作为优良的庭院观赏植物还被种植在许多名胜风景区域内和贵族雅士的家园中，观赏枇杷也是一种享受。苏州园林中至今仍有"枇杷园"，镇江焦山定慧寺中亦有大面积的枇杷林。枇杷较早传入日本，至今日本的枇杷还有"早唐枇杷""中唐枇杷""晚唐枇杷"的叫法，名字中隐露出枇杷外传的历史轨迹。17世纪之后，它渐传欧美国家，成为世界之果，当前的品种已有100多个。

枇杷在我国广有种植，华东、华南、中南、东南、西南诸省都有相当大的面积。以浙江杭州的塘栖、江苏苏州的洞庭山、福建莆田的宝坛、安徽歙县的三潭最具盛名。总体分类上有红、白两类，是以其果肉的颜色为标志的，知名的品种如宝珠、青碧、大红袍、鸡蛋红、软条白沙、红沙牛奶等。在塘栖地区，枇杷树又称"传子树"，生儿子时必须种几棵枇杷苗，以让它与下一代人一起传宗接代。这种民俗一方面反映出当地枇杷种植的悠久历史，一方面可以帮助人们了解当地枇杷种植业得以长足发展的脉络，或许这正是塘栖盛产优质枇杷的重要原因之一。

❧ 枇杷功用

枇杷具有丰富的营养，据测定，每100克枇杷果肉内含水分90克、蛋白质1.1克、脂肪0.5克、碳水化合物7.2克、钙54毫克、磷28毫克、胡萝卜素1.25毫克、维生素C 16毫克。此外，还含有苹果酸、柠檬酸、B族维生素等多种对人体健康有益的成分。

研究证明，常食枇杷对促进胎儿发育、保护视力、改善消化功能有直接作用，对癌症也有确切的防治效果。也有将枇杷作成果酱、果脯、果汁、果酒、果醋，或与肉类、蔬菜类共同做成特色菜肴的，都颇受消费者的欢迎和喜爱。在福建的云霄县，一种个大、味好、早熟的新品种"早钟6号"已经上世，2001年夏初每公斤售价达44元，如按照全县10万亩的种植面积计算，年产值可达10亿元。枇杷的盛果期一般为30～40年，如果管理得好，五六十年果实累累的树也有的是，其产生的经济效益相当可观。

枇杷有很高的药用价值，几乎全身都是治病的药物。枇杷的果实有润肺、止咳、下气之功，是治疗肺痿、咳嗽、吐血、衄血、烦渴、呕逆的常用药，中成药枇杷膏、枇杷露等都是它的化身。但入药"必极熟，乃有止渴下气润五脏之功。若带生酸味，力能助肝伐脾，食之令人中满泄泻"（《本经逢原》）。枇杷叶清肺和胃，降气化痰，是肺热咳嗽、咳血、衄血、胃热呕哕的良药，现代有用它治疗慢性气管炎的报道，效果颇佳。李时珍认为它善"治肺胃之病，为下气之良药"。"采得后称湿者一叶重一两，干者三叶重一两是气足，堪用"（《雷公炮炙论》）。枇杷花治伤风感冒、咳嗽，枇杷核治咳嗽多痰、疝气、水肿，枇杷根治关节疼痛、传染性肝炎，枇杷叶露治肺热咳嗽、呕逆、口渴，枇杷根白皮治吐逆不下食。

◆ "枇杷"与"琵琶"

　　枇杷最早称"琵琶"，"因其叶似琵琶，故名"（《本草衍义》）。后来，随"木"而规范写成"枇杷"了。明代画家沈石田接到好友送来的"琵琶一盒"，随复函答谢曰："承惠琵琶，开奁骇甚，听之无声，食之有味。"有人不知此故，还以为古书上写了错别字，作诗讽刺说："琵琶不是此枇杷，只为当年识字差。若使琵琶能结果，满城箫管尽开花。"这件事本身就是绝妙的讽刺，说明中国文字形成的背景和含义太复杂了。

无竹使人俗

扫码听书

可使食无肉，不可居无竹，
无肉令人瘦，无竹使人俗。

——宋·苏东坡

诗词赏析

　　苏东坡是对竹子酷爱有名的主儿，从他的这首诗中就可以看出一二，看来这不是虚夸。他把生活中常食的肉与竹子相比，认为竹子的地位比肉更重要。在他的诗中，起码揭示了两条在今日看来仍符合科学的道理：一是食肉对人的身体是必要的，"无肉令人瘦"，经常不吃肉，就会影响人的机体发育，使人消瘦；二是种竹子对陶冶人的情操有重要作用，"无竹使人俗"，不种竹子就会使人的生活显得无味。

❀ 养生启示 ━━━━ ◗ ◖ ●

在这首诗中，作者用比较的手法，强调了对竹子的钟爱，得出了竹子比肉更重要的结论："可使食无肉"——宁肯去忍受"瘦"的折磨；"不可居无竹"——也要去享受竹的优雅。

❧ 竹是高雅植物

竹子在人们心目中是非常受欢迎的植物，其最受人们欣赏之处，莫过于其清香之气、淡雅之风。作为绿色植物，它带给人的是四季常青、无限生机。它的品种很多，目前已知的就有百种以上。我国四川长宁有一座"竹海公园"，占地6万余亩，有竹子几十个品种。坦桑尼亚有一种淌酒的竹子，竹管中可淌出30度的白酒，味道醇厚，清香可口，还有健脾、清心、解暑的功效。人们常见到的可供观赏的竹子很多，如凤尾竹、龟背竹、紫竹、斑竹、金竹等，足有上十个品种。竹子是菜，它的嫩苗竹笋，是可供食用的部分。既含有极高的营养素，又有鲜美的味道，有"素食第一品"的称谓。以它清炒、配肉、配菜，都可得到美的享受，宋代诗人杨万里用"顿顿食笋莫食肉"的诗句来形容它也算不过分。除人食外，它更是国宝大熊猫的食粮，熊猫的宝贵因素中包含有它的因子。竹子还可以加工成渔具，用作建筑材料，以及搭窝棚、制凉席、编竹帘，做家具等，精美的竹制工艺品可以出口为国家换取大量外汇。

❧ 竹是洁净中药

竹沥，即用火烤灼淡竹茎而浸出的液汁，它是"痰家之圣剂"，"阴虚有大热者（之）仙品"，"善透经络，能治筋脉拘挛"，是治疗中风痰迷、肺热痰壅、惊风癫痫、壮热烦渴和破伤风的要药。竹蜂和竹蠹虫，分别是在竹中筑巢的蜂和食害竹的虫子，前者治小儿惊风、口疮咽痛；后者治小儿头疮。就是竹蠹虫蚀害竹竿后的蛀屑（入药叫"竹蛀屑"）也有用途，对聤耳出脓水、汤火伤疮、湿毒臁疮都有效果。

竹子作药，是有典可查的。入药部分几乎囊括它的全身。竹笋有利水、益气、养胃、祛痰之功，对于消化不良、肺热咳嗽、热病烦渴、小便黄赤都有治疗作用，同时能防治麻疹。现代研究认为，它含的高蛋白质和纤维素，对肥胖症和心血管病患者有益。竹叶，鲜品入药最好，既可单味泡水当茶，又可配入复方使用，主要作用是清热除烦、生津利尿。《伤寒论》中的竹叶石膏汤，是用它治疗伤寒解后虚羸少气、气逆欲吐的；《外台秘要》中的竹叶汤，是用它治疗烦热口渴的；《圣惠方》中的淡竹叶粥，是用它治疗小儿内脏风热、精神恍惚的；《医方简义》中的导赤散，是用它治疗心热移于小肠、口糜淋痛的。古今方中，用竹叶的居多，《药品正义》赞它曰："清气分之热，非竹叶不能。"竹衣是竹竿内的衣膜，有喉哑劳嗽之治。《景岳全书》中有竹衣麦门冬汤方一首，以竹衣配麦门冬、竹沥、竹叶、茯苓、橘红、杏仁、桔梗、甘草等煎汤内服，对劳瘵痰吼、声哑不出难治者有显效，至今还被演艺界一些发声演员作为护嗓养音之用。竹茹是竹子茎秆除去外皮后刮下的中间层，入药尚有淡竹茹、青竹茹、竹皮、麻巴、竹二青等异名，是临床常用之品。具有清热凉血、化痰止呕之功，古今医家中运用的心得颇多，也涌现出了不少经方、名方、验方。如《金匮要略》中的橘皮竹茹汤、竹皮大丸，《类证活人书》中的青竹茹汤、《备急千金要方》中的淡竹茹汤、《圣济总录》中的竹茹汤、《三因极一病证方论》中的温胆汤、《济生方》中的竹茹膏等，分别记录着它治疗烦热、呕吐、呃逆、痰热咳喘、吐血、衄血、崩漏、恶阻、胎动、惊痫的功劳。竹实、竹心、竹黄、竹精，也有药用价值：竹实有益气作用，陶弘景说其"状如小麦，堪可为饭"。竹心清心除烦、消暑止渴，清晨采摘入药，外敷内用皆可。竹黄清热豁痰、凉心定惊，凡热病神昏谵语、中风痰迷不语、小儿惊风抽搐者用之皆好。竹精专治汗斑，以色清、无臭味者为好。

兴来一挥百纸尽

扫码听书

兴来一挥百纸尽，骏马倏忽踏九州。
我书意造本无法，点画信手烦推求。

——宋·苏东坡

诗词赏析

这四句诗出自苏东坡的《石苍舒醉墨堂》，是他把对世间轻视文化知识现象的不满，通过发牢骚的形式表达出来，他的本意仍然是要重视知识的学习。站在人生健康角度上说，诗中提到的对书法问题的认识，还是有积极意义的。书法来于人的兴趣、兴头，"兴来一挥百纸尽"；用的是夸张、写意的手法，"骏马倏忽踏九州"；书法要有自己的发挥，反映出自己的个性特点，"我书意造本无法"；不是干涩的生造，而是意的体现，"点画信手烦推求"。这里的"兴""意"，是动功与静功综合后的产物，与人的身心健康有着密切联系。

✺ 养生启示

西方国家把中国文字称为"世界上最复杂的文字"，把毛笔字称为"写出来的特殊画"。练书法，绝不单纯是为了实现当书法家的目的，它对继承和发扬祖国文化，提高民族的文化素养都是至关重要的。同时，书法水平的提高，也为自己造一个漂亮的"脸面"，在欢乐中获得艺术享受、获得健康长寿。

◆ "兴"是调节剂

兴，既是人的一种兴趣，也是一种心情。好的心情，不仅是精神健康状态的表现，而且是机体健康状态的表露。心平气和，人的饮食、睡眠、精神活动正常，疾病就很少有机会与人体接近，因为"正气存内，邪不可干"，这是中医学理论认识正气与邪气、健康与发病关系最基本的观点。"人有五脏化五气，以生喜怒悲忧恐"（《黄帝内经》），作为有血有肉的人，情感的构成是复杂的、多样的，人的心理世界不可能总是一片蓝天。各种不同的情感，总是或风或雨，或雷或电，在不同的场合中以不同的形式表现出来，中医把它叫作"七情"。书法有调节情志的作用，过喜者，书法能使之静；暴怒者，书法能使之息；忧郁者，书法能使之悦；烦躁者，书法能使之平；悲伤者，书法能使之减；惊恐者，书法能使之安。各种异常情绪，都会在书法进行过程中的那种集思凝神的氛围中得到调节，求得机体的阴阳平衡。古人把这种功夫称为"养"，养心、养神、养志、养体，益处多也。正如《瓯北医话》所说："学书用于养心愈疾，君子乐也。"《心术篇》也有相同的认识："书者，抒也，散也。抒胸中气，散心中郁也。故书家每得以无疾而寿。"《临池管见》说得更详细："做书能养气，亦能助气。静坐做楷书数十字或数百字，便觉矜躁俱平；若行草，任意挥洒，至痛快淋漓之候，又觉灵心焕发。"陆游总结说："一笑玩笔砚，病体为之轻。"他的话，更是一言中的。

❦ "意"是健身药

意，既是人的一种思维，也是一种思想活动。它一方面体现的是书法的书写性，一方面体现的是书法的观念性。作为书写，它是一种特殊的劳动，有艺术的创造，也有体力的消耗。通俗点讲，是脑力劳动与体力劳动的有机结合。这种结合，促进了大脑兴奋，加速了血液循环，活动了周身肢节，锻炼了情感意志，是其他单纯的脑力劳动或体力劳动都无法达到的效果。运笔之势，相当于太极拳之类运动的作用，通过外练形、内练气的过程，调动起全身多个组织器官的参与，犹如对它们进行了一次助推或按摩，使呼吸匀称、心境平静、新陈代谢活跃、抗病能力增强。唐代书法家虞世南的体会说得好："禀阴阳而动静，体万物而成形。"书法练习→书写→展示的全过程，对于个人是劳动的喜悦、美好的享受、满意的收获，对于欣赏者是眼界的开阔、灵性的交会、智慧的启迪。这是书法观念性的重要构成，就是人们常说的对情操的陶冶作用，是无形中对心理活动的净化和升华。由它造成的良性刺激，对人的神经系统、呼吸系统、消化系统、内分泌系统、运动系统、免疫系统的积极作用是无法准确言喻的。它无异于一剂兴奋药，使人在不知不觉中向健康长寿的道路上又向前迈进了一步。有报告说，从小就练习书法的孩子，成人后普遍智商较高，学习成绩较好，犯罪率也相对较低。表面看来它与人的机体健康似乎关系不大，但却是书法陶冶情操作用的最好说明，实际上也属于广义健康的范畴。英国专家的一项研究结果表明，书画家的用脑方式与常人不同，他们更多地使用了大脑的前半部分，该部分主管复杂的思维和情绪。常人的脑功能加上额外被开发的脑功能，这或许正是书法家普遍比较聪明的生理学根据。

有人对明清两代书画家、高僧和帝王的寿命进行比较，结果：书画家的平均寿命为 79 岁，高僧为 66 岁，帝王不足 40 岁，而帝王中超过 80 岁高龄的 4 个人梁武帝、唐武后、宋高宗、清高宗，偏偏又都是书法爱好者。

❧ 书法家中的长寿族

在古代的书画家中，唐代的欧阳询，寿 85 岁；虞世南，寿 81 岁；柳公权，寿 88 岁；颜真卿，寿 76 岁，是被杀害致死的；明代的文徵明，寿 90 岁；文嘉，寿 83 岁；董其昌，寿 82 岁；清代的刘墉，寿 86 岁；梁同书，寿 93 岁；包世臣，寿 81 岁。在近代的书画家中，王世敏，寿 88 岁；黄宾虹，寿 92 岁；何香凝，寿 94 岁；齐白石，寿 97 岁；张大千，寿 84 岁。在现代的书画家中，孙墨佛，寿 100 岁；舒同，寿 93 岁；苏局仙，寿 110 岁；董寿平，寿 94 岁。朱德委员长 75 岁时患肩周炎，经多法治疗效果不佳，后仿效古法，坚持悬肘运腕每日写大字数张，后来不仅使肩周炎得到了控制，而且使身体更加强健，活到 91 岁高龄。外国的书画家中，寿过 90 者也不乏其人，这里就不一一列举了。

四角垂香囊

扫码听书

妾有绣腰襦，葳蕤自生光。
红罗复斗帐，四角垂香囊。

——南北朝·轶名

诗词赏析 ▄—▟

　　这是中国文学史上最长的叙事诗《孔雀东南飞》中的四句诗，说的是恩爱夫妻焦仲卿与刘兰芝被母亲强迫拆散后，夫妻离别前妻子对丈夫交代财产时的嘱咐话。诗中的"绣腰襦""红罗帐""香囊"，都是当时女眷的用物。不难看出，香囊在南北朝时期已被广泛运用了。

❀ 养生启示 ━━━ ◖◗◗◗

　　香囊，是我国古人巧妙地将中药用于保健、防疫的实例。一般于每年农历五月初五端午节前赶制，是以五颜六色的棉织品用丝线绣上人物、器皿、花卉、五谷、瓜果、鸟兽、鱼虫等形状，内装具有芳香气味的中药，如藁本、白芷、苍术、细辛、菖蒲、丁香、甘松、雄黄等而制成的。

　　香囊是内装有气味芳香中药的香包，一般一年后药物的气味慢慢变得淡了，来年重新绣制出新的香囊来。由于年复一年众多妇女的积极参与，香囊的品种、艺术性得以不断提高，久而久之，逐渐形成了我国民间一种有创意的特色工艺品。它玲珑别致，绚丽多姿，形态各异，大小不一，小的可佩可戴，大的可悬可挂。《孔雀东南飞》诗中说的，就是较大的挂于床帐四角的香囊了。

❧ 香味的贡献

　　中药中香味药物的功能是在经在典的，《神农本草经》中就有"香者，气之正，正气盛则除邪辟秽"的论述。《山海经》中也有相同的观点，说薰草"佩之可以已疠"，"疠"就是与传染、流行一类有关的疾病。难能可贵的是，古人不仅把具有香味的药物作为直接治疗相关疾病的工具，而且能把它做成生活用品用于疾病的预防上。这种把高深的科学知识从专业医家普及到普通百姓中去的做法，是我国古代"治未病"

的先进思想、重视环境卫生的超前意识的充分表现。它又一次反映了中医学来源于实践、检验于实践，来源于群众、服务于群众的民族特点，回答了中医学何以能赋予永恒性和生命力的实质问题。被称为古代"神医"的华佗，也曾利用了香囊的这种易于普及、易于为群众接受的便捷形式，把相关香药作成香囊挂于室内，用它防治肺结核、泄泻等疾病，都取得了理想的效果。美国科研人员的一项研究认定，闻香还能使人的身材变得苗条，有可靠的减肥效果。这是因为，浓郁的香味能显著降低人们对巧克力等甜味食物和高脂肪类食物的诱惑，从而减少机体对它们的摄入量，达到降低体重的目的。他们把装满香草的小包绑在严重发福的十几名青年的手背上，1个月后，这些青年的体重平均下降了 2.2 公斤。另一项研究证明，在汽车里悬挂香包有助于行车安全。这是因为，香包的香味能对司机的大脑皮层产生良性刺激，使人的精神振作、思维活跃、反应敏捷、精力集中，从而有助于司机的安全驾驶，防止交通事故的发生。研究人员建议，在驾驶室里应悬挂特制的香包，以取代其他玩具或饰物，它还有助于改善驾驶室的环境，促进司机的身体健康。

❧ 熏香的奇效

除了把香药装入香囊外，人们还把新鲜的香味植物插于户外、把香味中药藏于贵重的衣物中，以达到与香囊相同的作用。如我国长期流行的端午节插艾叶、挂菖蒲的民俗，现在看来都是具有一定科学道理的；唐代宫妃们以香药熏衣和裹衣收藏的习惯，除增加衣物的芳香外，对防止衣物虫蛀和对衣物进行消毒也都有积极的作用。香薰疗法也是古老的运用香味中药疗疾防病的手段，把香药融入蜡烛、木屑、热水等媒介中点燃或沐浴，通过口鼻、皮肤的呼吸运动，达到清洁空气、清洁皮肤、杀菌灭毒、舒畅身心的效果。现代研究认为，这种方法对调节人体的神经功能、加强机体免疫系统的作用、补充机体营养、排除机体毒素、放松机体紧张状态、解除机体疲劳等都是有益的。目前这种方法已被不断发展，与之相关的熏香炉、熏香灯、熏香皂、熏香水、熏香散等都把弥漫的香气带进了人们的生活空间，使熏香成了一种生活时尚。此外，用香味中药菊花、藁本等做成的芳香枕头，有降低血压、治疗失眠的作用；用香药配入相关药物做成的花露水，有爽身香体、祛除痱子的作用；用香药藿香、佩兰等制成的洁口剂，有祛除口臭、防治龋齿的作用；用香药侧柏叶、细辛等制成的喷雾剂，有治疗鼻炎、防止鼻塞不通的作用等，都是对香味药物防病治病作用在生活领域里的发挥。

✦ 香味污染

　　正同任何事物都具有两面性的特性一样，香药也具有两面性。现代芳香剂乱飞的现象值得引起重视，除化妆品中普遍加入有芳香成分外，用于净化环境的各种芳香型喷洒剂也五花八门。更有甚者，连家用电器、儿童玩具中都加入了芳香剂，真可谓"香气四溢"了。过分使用芳香剂引起对呼吸道、皮肤、神经系统的危害已开始向人们袭来，出现头痛、头晕、咳嗽、呕恶、皮肤瘙痒等诸多不适的人，许多是从到过过量使用芳香剂的商店、宾馆、饭店、舞厅，甚至厕所后才表现出来的。国外把这种现象称为"香味污染"，已开始采取相应措施，限制芳香剂的使用。如英国某些城市，不允许喷洒香水太浓的人乘公共汽车，以免造成车厢的香味污染，诱发哮喘病的发生；法国一些单位，不允许职工上班时使用香气浓郁的香水，以免影响工作效率；日本一些公司，不允许女职员浓妆艳抹，以免分散其他同事的注意力和污染工作场合的空气等。此外，日常生活中把芳香剂与消毒剂、清洁剂混用的现象也应当引起高度注意，因此发生中毒的事件屡有报道。2000 年的 9 个月内，美国曾先后有 547 人因不合理混合使用各种表面活性剂而发生中毒；在 13 个月里，日本也因此有 19 人丧生。我国也有这方面的零星案例报道，不过还没有引起人们的足够重视。

我家有个夜哭郎

扫码听书

天苍苍，地黄黄，我家有个夜哭郎，
过往君子念三遍，一觉睡到大天亮。

——河南民歌

民歌赏析

这是一首广泛流传于河南旧时代的民歌，是针对小儿夜啼而作的。一般用黄纸书写，贴于户外显眼处，让过往的行人朗诵。它真的能治疗小儿夜啼吗？答案自然是否定的，这只不过是科学不发达情况下人们的一种自我安慰罢了。

❄ 养生启示

小儿夜啼，是多发生在半岁以下乳婴中的一种夜哭症。他（她）们一般在白天无异常表现，到夜晚睡眠时便哭个不停，或哭有定时，于每天晚上的某一时刻哭闹不止，弄得一家人都不得安宁。这到底是怎么一回事？在科学不发达的旧时代，人们的说法莫衷一是。有说是"着了魔"的，有说是"中了邪"的，有说是"犯了忌"的，有说是"生了病"的，因此治法也五花八门，驱鬼的、镇魔的、请神的、求医的，各种招数都使了出来。上面我们所说的贴"帖子"也是其中的一种，大体也属于一种邪门。结果可想而知，求医奏效的当然是多数，其他方法不可能会有好的结果，或许有偶然碰巧的事发生，也未可知。

◆◆ 小儿为何夜啼

发生小儿夜啼的原因，大致有两种情况：一是因于尿布潮湿、腹内饥饿、衣带过紧等不适造成的，只要针对原因采取相应的对策就解决了。二是疾病的反映，这在中医古籍上是早有记载的。追其原因，大体可以归纳为三条：一曰心热，与小儿自身或其母亲过食辛辣的食物或滥用温热性的药物有直接关系。白天由于小儿的机能活动较强，一般不表现出病态；夜晚随着阳消阴长的变化，小儿机能活动逐渐减弱，病态表现就出现了。热郁于内，心神被扰，烦躁不宁，于是就哭了起来。二曰脾虚，多由平素饮食失当、恣食生冷所致。积寒不化，加之夜来阴盛寒凝，导致小儿腹气不通、腹内疼痛发生，于是就用哭啼来表达。三曰惊骇，小儿元神未丰，经不起突如其来的刺激，或因目击奇怪之物，或因耳听怪异之声，或因遇突发事件，都会引发小儿大脑的异常反应。这些信号在晚间梦境中释放出来，于是就大哭不止。由于病因的存在，疾病本身的痛苦加上已在小儿大脑中形成的条件反射，使得小儿夜啼常常表现为定时发作。除以上我们所说的小儿夜啼外，年龄稍大一点的儿童也有表现出睡眠不安或夜里啼哭的，其病因既可以是上述因素，也可能是儿童白天活动过于活跃、睡前精神过分紧张、睡眠姿势不正确、室内通气不好、铺盖过热过冷、晚餐过饥过饱、梦魇、梦游等原因造成的，但一般不表现出周期性或习惯性，不难与小儿夜啼鉴别。

有专家指出，光线也是影响儿童睡眠的重要因素，光线过强不仅使儿童睡眠不安，出现夜啼或其他睡眠障碍，而且会导致儿童早熟。一份报告说，近百年来，儿童早熟的问题日益突出，尤其是女性早熟的年龄差不多每12年就提前4个月，这不能不引起我们的重视，其中如何正确调节睡眠时的光线是重要的一环。德国汉堡大学著名的心理学家扎比内·梅尔巴迪博士在研究中发现，也有个别儿童常常一醒就哭而没有任何疾病的，这实际上是一种心理障碍，只有靠父母耐心去解决问题了，父母无条件地去爱是最根本的治疗方法。这种儿童常表现为对新玩具、新环境不能接受，对陌生人表现出冷热无常等。他把这种类型的儿童称为"问题孩子"，同时还把儿童分为乖孩子、腼腆孩子、活泼孩子几个类型，要求家长有针对性地采取相应的教育方法。

小儿夜啼的防治

医学研究发现，儿童的哭闹是必要的，是他们正常感情的表达和发泄，也是他们身体发育的需要（病态的哭闹除外）。特别是对于1岁以前的小儿，哭就是最好的运动方式，这对孩子正常心理的形成和身体的发育是有利的。

对于小儿夜啼的治疗，可采取安抚疗法和药物疗法，前者适用于惊骇所致的，后者对三种情况均可适用。安抚疗法，主要是通过家长的说教和训练小儿接受与多种事物接触，使他们的大脑逐渐建立起适应机制来。药物疗法则应按照中医辨证施治的法则，针对不同的病因采取不同的治法。属于心热的，除夜啼外，还可能表现出烦躁、小便短赤、大便干结、舌红脉数等一派热象，治宜清心泄热，用导赤散或黄连泻心汤治之；属于脾虚的，还可能表现出四肢欠温、倦怠无力、食少便溏、苔白脉细等一派寒象，治宜健脾养胃，用健脾丸或理中汤治之；属于惊吓的，常兼有睡卧不安、梦中易惊、面唇青紫的症状而舌脉正常，治宜镇惊安神，用安神定志丸或朱砂安神丸治之。如小儿太小，又以哺乳为主、服药困难的，可由其母亲服药。《健康报》介绍的治疗小儿夜啼的穴位疗法比较简单，可作为参考：①养心安神法：用生枣仁捣碎置于伤湿止痛膏上，外敷双足心的涌泉穴；②健脾清心法：用吴茱萸粉与米醋调为糊状置于伤湿止痛膏上，外敷双足心涌泉穴和肚脐处；③镇惊安神法：用朱砂、铅粉各等份，以蛋清调为糊状，外敷双足心涌泉穴。上三法，均为每晚 1 次，连用 2～3 天。

药补清羸疾

扫码听书

苏耽佐郡时，近出白云司。
药补清羸疾，窗吟绝妙词。

——唐·严维

诗词赏析

　　苏耽，汉代道人，兼懂医道，人称"苏仙公"，是传说中的仙人。他教百姓防疫、用药疗疾，深受老百姓的爱戴。据《列仙传》载，他离家修道前曾对其母说："明年天下大疫，庭中井水及橘树之叶服之立愈。"后果如其言，"橘井"之典故也因此而生。本诗作者严维，隐居浙江桐庐，他写的这首诗，是赠给时任睦州（今浙江建德）司马的好友刘长卿的。他把刘比为苏耽，意为歌颂他惠政于民的功德。这里引用的是诗的前四句，还有后四句是这样写的："柳塘春水漫，花坞夕阳迟。欲识怀君意，明朝访楫师。"

✤ 养生启示 ━━━━ ◀ ◀ ◀

"药补清赢疾"诗句中包含着医理。赢，指身体瘦弱，是身体虚弱的表现，运用相应的补药可以收到一定的效果，有时甚至有非常关键的作用。

❦ 补虚要辨证

临床上，病有气虚、血虚、阳虚、阴虚之不同，补药也就有了明确的针对性。若药不对症，不仅达不到补的目的，治不好疾病，相反还有可能带出新的疾病来。也就是说，运用补药是有学问的，误补、滥补会把健康人补出病来的。气虚之证，一般表现出神疲乏力、少气懒言、食欲不振、语音低微、大便溏泄、脱肛遗尿、子宫下垂、身肿汗出、舌淡苔白的症状，相应的药物有人参、西洋参、太子参、党参、黄芪、白术、山药、白扁豆、蜂蜜、饴糖、红枣、甘草等。血虚之证，一般表现出面色萎黄、唇爪苍白、眩晕耳鸣、心悸怔忡、失眠健忘、月经延期、脉细且微等，相应的药物有当归、熟地、白芍、何首乌、阿胶、龙眼肉等。阳虚则寒，一般表现出面色苍白、畏寒肢冷、神疲倦卧、腰膝酸软、尿频尿数、阳痿早泄、宫寒不孕、汗出脉微等症状，相应的药物有鹿茸、巴戟天、仙茅、补骨脂、益智仁、肉苁蓉、菟丝子、杜仲、核桃仁、冬虫夏草、胎盘等。阴虚则热，一般表现出口干舌燥、五心烦热、潮热盗汗、脉细而数等症状，相应的药物有北沙参、南沙参、百合、麦冬、天冬、石斛、玉竹、黄精、枸杞子、墨旱莲、女贞子、桑椹、黑芝麻、龟板、鳖甲等。这里说的只是一般的知识，至于针对某个人究竟应当如何辨证，属于哪种虚证，又虚在哪脏、哪腑，选择哪些药物组成处方，是一般人无法掌握的，必须由有经验的医生经过认真诊断后确定。千万不可凭想当然就"自治"起来，把所有可以用上的药都拿来服用，那十有八九是要吃出毛病的。

❦ 无虚不可补

有报告说，全世界的药源性疾病，占目前常见病的 8%；我国 20% 的肝脏疾病，是由药物引起的；中国的聋哑儿童达 186 万人，其中有 60% 与滥用抗生素有关，并且以每年 2%～4% 的速度递增着。近年来每年出现药物不良反应的人数约有 250 万人，其中有 20 万人因此而死亡。

有一种错觉，认为中药吃不出大毛病，补药更不会出问题，这实际上是大错特错的。俗话说："是药三分毒"。在这个世界上，不论是中药、西药，没有毒副作用的药物是根本不存在的，只是表现出的程度轻重不同罢了。加之中医最讲究的就是辨证，不同的对象、不同的年龄、不同的地域、不同的季节、不同的体质，用药的种类、数量、方法都是有区别的。在生活水平不断提高的今天，进补成了越来越多人的要求，不少人食补不够还加药补，有补出效果的，也有补出毛病的。可这并不能引起人们的普遍警惕和重视，因为不少人认为，补比泻好，因而从来不把过错归到"补"上来。现实生活中，因使用人参、鹿茸、冬虫夏草、甘草进补不当，补出口鼻出血、疮疖频发、烦躁失眠、神昏谵语的并不少见，这不能不引起人们的深思。除中药以外，用西药补益的宣传也呈迅速扩展之势，品牌之多、广告之频，甚至让人有点眼花缭乱。故而，因补而发生的疾病也大大增加，这更有必要引起全社会的关注。治病是一项综合工程，除药物的作用外，与人的精神、饮食、锻炼等众多因素都有一定联系。因此，既不能忌医讳药，有病拒不服药；也不能造成对药物的过分依赖，把自己泡在药罐里。不该吃药时不吃药，没有特别征象时不吃补药，需要吃药时一定要在医生指导下进行，这应当是对待疾病和药物的科学态度。

一项调查表明，有 59% 的人不经医生诊断，自行到药店买药，其中有不少因吃错药而发病的。要尽量避免这种情况的发生，对自己的健康负责。

人道神药车前子

开州午日车前子，作药人皆道有神。
惭愧使君怜病眼，三千余里寄闲人。

——唐·张籍

诗词赏析

张籍诗中所说的治眼病，既是其种子车前子的功能，也是其全草车前草的功能，看来他的朋友韦使君是深谙药性的。诗中强调了药物出产的地——开州，采集的季节——端午节，这两者确实都是保证药品质量的重要条件，也与车前草的生长环境、生长状况和对其采集的要求是基本相符的。这位朋友从三千里之外为他寄药疗疾，反映了二人之间的真挚友谊，令人称赞。张籍专门写下了这首题为《答开州韦使君寄车前子》的诗，表达了他对朋友的感激、答谢之情，也为后人留下了研究诗人与文理、伦理，与医理、药理关系的重要资料。

❂ 养生启示

车前入诗，是有历史的，成书于西周至春秋时期、距今已有两千多年的《诗经》中就有关于它的篇章。不过，那时它不叫车前，而是叫"芣苢"。后来，其他相关文学著作中也都相继谈到过它，也同时赋予它众多芳名，如在《毛诗传》中，它叫"马舄"；在《列子》中，叫"陵舄"；在《诗疏》中，叫"牛舌草"；在《尔雅》中，叫"虾蟆衣""车前草"等。作为药物使用之后，它的别名也不少：《本经》中的"当道"、《别录》中的"牛遗"、《救荒本草》中的"胜舄菜"、《滇南本草》中的"蛤蚂草"、《医林纂要》中的"牛舄"、《生草药性备要》中的钱贯草等，说的都是它。至于各地的习惯叫法更多，如青海叫它"猪耳草"，福建叫它"七星草"，广西叫它"灰盆草"，江苏叫它"打官司草"，黑龙江叫它"车轱辘草"，湖南叫它"田菠菜"，上海叫它"牛甜菜"等。

❤ 车前草药中宝

据不完全统计，全国对车前草的各种叫法足有 30 种上下。仅从这一点，可以说明车前草两个问题：其一，分布广泛，几乎遍布全国；其二，应用广泛，医学典籍记载之外，不少文学古籍中对它也有触及。

按照中医典籍的记载，车前草具有清热、利水、明目、祛痰等功能，是治疗小便不利、淋浊、带下、黄疸、水肿、泄泻、鼻衄、喉痹、乳蛾、咳嗽、目赤肿痛、皮肤溃疡等的常用药物。在中医药史上，习惯用车前草的医家很多，也颇多心得。除不少著作中有专门论述它功能的内容外，也有不少成功的医案载于典籍。有单味使用收功的，如《肘后方》和《摄生众妙方》中用它治小便不畅，《圣惠方》中用它治热痢，《本草图经》中用它治衄血，《备急千金要方》中用它治金疮出血的等；也有与其他药物合用收功的，如《闽东本草》中以它与地骨皮、旱莲草合用，治疗血尿；《圣济总录》中以它与朴硝末合用，治疗目赤肿痛；《简便单方》中以它与葱白、红枣、黄酒合用，治疗湿气腰痛；《养疴漫笔》中以它与凤尾草、梅肉、黄酒合用，治疗喉痹乳蛾的等。现代临床有用它治疗慢性气管炎、细菌性痢疾、百日咳、疮疡溃烂等的，总有效率都在 80% 左右。

🦋 车前子常用之

车前子，是植物车前的种子，临床使用率比全草更高。其主要功能是利水、清热、明目、祛痰，是治疗小便不通、尿浊、血尿、带下、泻痢、咳嗽多痰、湿痹、目赤肿痛的要药。《本草汇言》称赞它说："车前子，行肝疏肾，畅郁和阳。同补肾药用，令强阴有子；同和肝药用，治目赤目昏；同清热药用，止痢疾火郁；同舒筋药用，能利湿行气，健运足膝，有速应之验也。"《太平惠民和剂局方》中的八正散，就是以车前子为主药，与瞿麦、萹蓄、滑石、栀子、木通、大黄、甘草等 8 味药为散，以治疗小便赤涩或癃闭不通及热淋、血淋的，迄今仍为临床沿用；《杨氏家藏方》中的车前子散，也是用车前子作为主药，与茯苓、猪苓、人参、香薷、灯芯草等药为末，以治疗小儿伏暑吐泻、烦渴引饮、小便不通的，临床用之多有奇效。近年有用车前子炒焦研碎口服，治疗小儿单纯性消化不良的报道，平均 2 天内收效，总有效率达 90% 以上；有用车前子水煎代茶，治疗高血压的，96%的人在 3 ～ 4 个月内血压有不同程度的下降；有用车前子烘干研末，在孕妇怀孕 28 ～ 32 周内矫正胎位的，转正率达 80% ～ 90%；有用车前子注射液配合普鲁卡因，作关节内注射，治疗颞下颌扰乱症的，总有效率达 91.33%。药理研究证实，车前子的利尿、恢复关节囊张力、降低血清胆固醇等的作用是肯定的，与传统中药的机理相吻合。

"车前草"名字的来历

车前草如此之多的名字来自何种根据，很难一言以蔽之。按照中药命名的原则，大抵与其形态、色味、功用、生长坏境，或其他特定的意义有关。就车前草一名，显然是根据其生长环境而来的。据传说，在古时的战场上，某方的部队因人、马都患上了血尿、痢疾等多种疾病，几乎使部队丧失了战斗力。休整时，病卧的战马因吃了战车辘辘前的一种草而转危为安。将士们因此受到了启发，纷纷找这种草食之，结果所患之血尿、痢疾等多种疾病都逐渐获愈。因此草是在车轮前被发现的，故就被称为"车前草"了。传说的真实性无从考证，但根据中药的命名习惯，似乎也算符合情理。难怪张籍说车前子"作药人皆道有神"，也难怪他的朋友"三千余里寄闲人"。草药一味，传情益人；留诗一首，千古佳话。

又像棉花又像绒

扫码听书

小小圆球轻又轻，又像棉花又像绒。
轻轻对它吹口气，飞出许多小伞兵。

——新中国儿歌

民歌赏析

这首儿歌还是个谜语。在农村长大的孩子一听就能作出回答，因为他们从小就接触到这种植物，而且太普通了。在城市长大的孩子可能要费一番脑筋，因为他们很少从直观上接触到它，大多数孩子只能从电影、电视、图画、书籍等间接的声像、文字方式中获得第二手材料。这种植物就是属于菊科的蒲公英，在全国绝大部分省份都有分布，山坡、草地、河边、渠畔、路旁、田野，都是它生长的地方。"小小圆球"，是它的果实，上边长着白色的丝状毛絮，"又像棉花又像绒"。它质地轻柔，轻轻一吹就会向空中飞去，真像"许多小伞兵"一样从天而降，非常受小朋友欢迎。

养生启示

飞絮，是蒲公英的繁殖方式，絮中的种子就是这样被吹到东、吹到西，落地生根，来年就能长出新的小苗来。这种飞絮，在植物学上被叫作"头状花序"，它还是具有预报天气作用的"晴雨表"：天晴时，它是张开的；天阴下雨时，它很快就闭合了。这是植物自卫的表现，以保护它的花粉不被雨水冲走。

多姿蒲公英

蒲公英的名字极多，新中国成立后出版的《中药大辞典》中一下子就收录了 28 个。这与它分布广泛、各地叫法不同有关，如河南叫它黄花苗，湖北叫它狗乳草，江苏叫它古古丁，云南叫它婆婆丁，四川叫它黄花三七，贵州叫它双英卜地，陕西叫它凫公英等。这些名字大都是根据它的形态、花色、生长环境、功用等特点确定的，一般都比较形象。如它的花形如金簪头，就有了"金簪草"的名字；花为金黄色，又有了"黄花郎"的称谓；紧贴地面而生，人称"地丁"；功能通乳，叫它"奶汁草"。它"至贱而有大功"（《本草新编》），为老百姓所常用，故还以"仆"名之，"仆公英""仆公罂"等是也。有传说把它与"蒲"姓连在一起，说是古时一位姓蒲的老翁用它治愈了一位少妇的乳痈病。后人为了纪念他的贡献，就把"蒲公"发现的这种"黄英"叫"蒲公英"了。历代本草中确实有不少蒲公英治疗乳痈的记载，如《唐本草》说它"主妇人乳痈肿"，《本草正义》说它"治乳痈乳疖"，《医林纂要》说它"通乳汁"。《本草衍义补遗》《梅师集验方》中还都收有用蒲公英治疗乳痈的经验方，外用、内服都有效验。传说与书载，孰先孰后，很难考证它们的关系了。

❧ 野菜蒲公英

蒲公英，首先是作为野菜出现的。这不仅是因为像《野菜谱》这样的许多书籍中都收有它，重要的是它符合中药发现的一般途径，大部分中草药确实是我们的祖先尝出来的，神农尝百草不是妄说。作为野菜，在北方广大地区它是被普遍食用的。笔者自幼就吃过它，早春嫩苗初生，味道还真的新鲜。长大学医后，知道了它的防病作用，吃的次数就更多了，至今还不时采点尝尝。一般采取生食的方法，洗干净后先用盐把它腌起来，吃的时候再拌些麻油、酱油之类，是非常可口的粥菜。也可以把它做成熟食，配入肉类中炒食或作为水饺的馅儿，颇具风味。在日本，鲜炒蒲公英是一道时髦菜，在一些大饭店里常作为对贵宾的招待用菜。在西方国家，有一种非常畅销的"蒲公英咖啡"，是用蒲公英的根炒干研末做成的，据说有保护肝脏、防止胆结石形成的作用。它原是拉丁美洲印第安人的发明，后来被引入西方国家的，并得以流行。

现代研究表明，蒲公英是一种理想的广谱抗菌药。现有注射剂、片剂、糖浆剂、酒浸剂、膏剂、滴剂等，被广泛运用于临床。药理研究还证实，蒲公英具有确切的抗病毒、真菌、钩端螺旋体的作用，利胆作用，健胃作用，促进乳汁分泌的作用等，大大发展、拓宽了蒲公英的传统药用范围。

❧ 中药蒲公英

作为治病的药物，蒲公英自古至今都是药中的"明星"。它的清热解毒作用，普通老百姓都知道，常把它用于乳腺炎、腮腺炎、扁桃体炎、急性结膜炎、疮痈、肿毒等的防治，单味熬水代茶或鲜品捣碎敷贴都有奇效。《本草新编》认为："蒲公英虽非各经之药，而各经之火，见蒲公英而尽伏，即谓蒲公英能消各经之火，亦无不可也。"一些典籍还认为它有利尿散结的作用，把它用于尿路感染、瘰疬、胆结石等的治疗。李时珍认为它有"乌须发，壮筋骨"的功能，还记载了它制成的"擦牙乌须发还少丹"，足见对它的重用。这与越王用它固牙齿、壮筋骨、生肾水、强躯体的传说相吻合，有待于用科学研究的方法进一步揭开这个谜。

古人云："十步之内必有芳草。"蒲公英四季都在你的脚下，有兴致的不妨采一把试试：嫩苗是大人的菜，黄花是孩子的"伞"，全草是治病的药。

手持如意高窗里

诗思禅心共竹闲，任它流水向人间。
手持如意高窗里，斜日沿江千万山。
——唐·李嘉佑

诗词赏析 ■一❷

　　诗人写的是有道高僧悠闲山谷里，不问世俗事，看翠竹摇曳，听流水叮咚，观日出日落，赏山水风光的情景。表面看来好似万事皆空，实际上空中含物，虚中括实，其外表，"手持如意"，还是有所指的；其内心，"诗思禅心"，还是有所想的。

❀ 养生启示 ◆◆◆

　　如意，是一种内涵吉祥如意内容的器物，或作为搔痒之工具，或作为记事的工具，或作为寻常的玩物，或作为吉祥的象征。它与佛教有关，出于印度，讲僧持之，菩萨亦持之。关于它的形状，有三种，手指形、心字形、芝形云形。其实，皆与心有关：十指连心，故为手指形；心字形，则更明了；灵芝之形也有与心有关的特殊含义，都是心灵的代表，是心意也。灵芝的特殊含义在哪里？为什么成千上万种动植物中只选它作为吉祥如意的代表图案呢？灵芝对人的健康真的有如此强大的作用吗？

❧ 灵芝花香在墙外

灵芝作为中药，为什么很少在历代的方书中出现呢？这是一个谜。其实，答案也并不复杂：第一，灵芝确实是传统的中药。它是真菌的一种，大多数为 1～2 年生，部分是多年生，寿命较长的一般为 70～80 年。世界上的灵芝有 200 多种，我国占 90 多种，是世界上灵芝最多的国家。在我国最早的药学专著《神农本草经》中，它被列为上品，有"治胸中结，益心气，久食轻身不老，延年神仙"的功效。在本草学中有代表性的专著《本草纲目》说它："益心气，活血，入心充血，助心充脉，安神，益肺气，补肝气，补中，增智慧，好颜色，利关节，坚筋骨，祛痰，健胃。"第二，中医学是唯物的。在长期的蕴孕、形成、发展过程中，中医学虽然汇纳百川，吸取了众多学科之长；但也大浪淘沙，摒弃了与自身特点相违背的渣滓。历代对灵芝脱离实际的、带有唯心主义的过分夸张，中医是不赞成的，是反对的。李时珍在《本草纲目》中说灵芝乃树木腐败余气所生，而古今都以它为瑞草，又说服食可以成仙，实在是迂腐错误，则是中医对灵芝反感态度的代表和缩影。因此，对灵芝的态度上中医走了另一个极端，在理论和临床上很少去涉猎它、运用它、研究它，出现了灵芝"热在文化生活圈，冷在中医中药界"这种似怪不怪的现象。

❧ 药用灵芝的回归

唯物主义的最显著特点是以科学为依据，新中国成立后，对灵芝的研究在我国蓬勃开展起来，并且很快出了成果，使灵芝这种植根于老百姓的中药又回到了人民中间。研究发现，灵芝含有 60 多种对人体有益的成分，其中包括 18 种氨基酸、多种维生素和 15 种微量元素，对 160 多种疾病有明显调理作用，主要可用于对冠心病、肝炎、中风、高血压、高脂血症等的治疗。它有抗辐射、抑制肿瘤的功能，可用于对癌肿的辅助治疗和化疗后的康复治疗，能增强机体的免疫能力，有一定的强身壮体、延缓衰老作用等。我国一代名老中医沈自尹、陆广莘、林志彬等教授，把它的这些功能概括为"稳态调节"作用。2000 年，《中华人民共和国药典》正式将灵芝收录，实事求是地对灵芝的药用机理给予了肯定和评价。

20 世纪末，我国在广西上思县十万大山森林公园中发现了一株直径 37 厘米、重 630 克、形似小脸盆的野生大灵芝。21 世纪初年的 8 月 24 日,我国又在山东临朐县沂蒙山北麓的砂石缝中发现了一株长 52 厘米、宽 41 厘米、厚 30 厘米、重达 13 公斤的特大野生灵芝。20 世纪初,江西萍乡农民在深山中发现了一株 200 多公斤的巨大灵芝,成为真正的"世界之最",现存于萍乡博物馆,吸引世界上无数游人的眼球。灵芝的生长,需要温暖湿润的气候,而这恰巧正是庄稼丰收的必要前提,二者生长环境的吻合使农业获得的丰收,为灵芝吉祥的外衣上增添了光环。自汉始,我国对灵芝开展人工种植,并取得了成功的经验,成为后世对灵芝开发和大面积种植的重要借鉴。

在距今 2100 多年前的汉武帝时代,由于宫廷年久失修,腐朽的栋梁上滋生出了灵芝,大臣们惧怕皇帝怪罪,就杜撰出"这是皇上功德无量,感动了上天降下的吉祥物,是国泰民安之兆"的谎言。汉武帝大喜,遂下令天下百姓每年进贡灵芝。此后,唐、宋、元、明等朝代,进贡灵芝成了朝廷的规矩。野生的灵芝生长在深山老林之中,极难获得,就更增加了它的珍贵。

要留清白在人间

扫码听书

千锤万凿出深山,烈火焚烧若等闲。
粉骨碎身全不怕,要留清白在人间。

——明·于谦

诗词赏析 ▪一日

这首诗的题目是《咏石灰》,明看起来写的是石灰的烧制过程:挖出深埋在山里的矿石,通过烈火的焚烧,经历粉身碎骨的裂变,最后成为纯洁白净的石灰。实际上,作品宣扬的是作者提倡的一种操守和人格:作为一名仁人志士，为了真理和事业的追求，宁可遭受磨难，乃至粉身碎骨、牺牲生命，也不能屈膝变节。要像石灰一样留下一团白粉，留下一份清白，留下一个志向，留下一点精神。千锤百炼石化灰，视死如归人留名。在作者的笔下，石灰生出了伟大的灵魂。

❈ 养生启示 ━━━◗ ◗ ◗

说起石灰，好像大家都不生疏，或多或少还能说出点它的用途和价值，但真正能把石灰系统表述一番的，恐怕人数不多；真正了解石灰与人类健康关系的人可能会更少。

❖ 石灰是天然材

石灰，是由石灰岩烧制而成的白色不透明的块状物或粉末，所含杂质的种类和数量决定它的色泽和透明度。吸收水分或逐渐风化后变为熟石灰，呈白色或灰白色粉末，少有块状物。其主要成分为碳酸钙，也夹杂有铁、铝、镁等物质。作为生活、生产资料，它常被用于建筑物的黏合、美化上。它是最基本的建筑材料之一，作为媒介，栖身于各种建筑物的缝隙中，牢牢地把砖土类材料黏合在一起，构筑起坚固恢宏的大厦。它又是比较原始的涂料，古代乃至近代各种建筑物墙壁上留下的白色，差不多都是它的杰作。就是在五花八门的洋涂料领导现代建筑市场的今天，它的独特作用也仍然无法被取代。它还是民间用于厕所、畜禽圈的消毒药物，用于疾病的防疫和灭害灭菌上；杀虫灭蚊也是它的拿手好戏，在农村迄今都还使用这个办法。就是在近现代处理具有传染性的病禽病畜的方案里，也清清楚楚写着它的用场。在物质不丰富的过去，它还是土制痱子粉的主要原料，用微炒的石灰与葛粉、甘草末混合使用，确有治疗夏日痱子和热疮的效果。

　　*治头癣方：取刚风化的石灰半碗，加水至一碗，搅拌后沉淀 3 分钟，取上层乳状液加入桐油约 4 滴，用力搅拌，去多余水分使成膏状，外搽患部。

🌸 石灰是治病药

石灰作药,有悠久的历史。《本经》上已有它"主疽疽疗瘘,热气恶疮,癞疾死肌堕眉,杀痔虫,去黑子息肉"的记载。《别录》说它"疗髓骨疽"。《日华子本草》述说最详,说它"生肌长肉,止血,并主白癜、疬疡、瘢疵等,疗冷气,痔瘘疽疮,瘿瘤疣子。又治产后阴不能合,浓煎汁熏洗。治酒毒,暖水脏"。《医林纂要》还专门总结了它的长处:"石灰,辛能散能行,苦能降能坚,涩能收能止。"《本草纲目》《本草图经》《本草经疏》等著作中也都有专门叙述,内容大同小异。古方中具体运用的例子也不少,如有用淋石灰汁外洗治疥疮的(《孙真人食忌》),用石灰与葛粉、甘草为末当痱子粉用的(《圣惠方》),用石灰与五倍子、山栀子为末醋调后治偏坠气痛的(《医方摘要》),用醋调石灰外敷治疮痈、疟腮肿痛的(《简便单方》),用风化石灰、大黄、桂末与米醋调膏外贴治腹胁积块的(《丹溪心法》)等,都是经验之谈。现代临床有用石灰与黄芩制剂治疗慢性气管炎的,162 例病人中,有 150 人获得不同程度的效果。有用陈石灰制剂治疗下肢溃疡的,200 余例病人均有效果。用石灰制剂治疗烧烫伤、治疗头癣的,也都有显著效果。民间有用咀嚼陈石灰治疗胃炎口吐酸水的偏方,用之有立竿见影之效。

🌸 中药中的五色石

古云:功夫所到,金石能开。中医学对中药的研究、运用有了除石灰这种白色的粉末外,五颜六色的矿石中都有可以入药的,这是中医的真功夫,顽石能够成为治病救人的良药。仅《中药大辞典》中收录的这些类有治病作用的矿石药就有 82 种之多。如红色的朱砂,有安神、定惊、明目、解毒之效,是治疗癫狂、惊悸、心烦、失眠、目昏、肿毒、疮疡、疥癣的要药,古方中的丹砂丸、辰砂丸、归神丹、朱砂安神丸等效用非凡,沿用至今。黄色的硫黄,具解毒、杀虫、止痒、补火、助阳、通便之功,长于疥癣、秃疮、湿疹、寒喘、阳痿、便秘诸证的治疗,单味外用之外,还常与其他药物配成复方治疗多种疾病,如半硫丸、黑锡丹者是也。蓝色的胆矾,功能催吐、祛腐、解毒,常用于对风痰壅塞、喉痹、癫痫、牙疳、口疮、烂弦风眼、痔疮、肿毒等证的治疗,行之有效的经验方有二圣散、胆矾散等。绿色的礞石,用之可坠痰、消食、下气、平肝,主攻顽痰癖疾、宿食癥瘕、癫狂惊痫、咳嗽喘急、痰涎壅盛各证，成方甚多，如礞石丸、夺命散、礞石散、礞石滚痰丸、金宝神丹等。黑色的磁石，是潜阳纳气、镇惊安神之药，主要治疗对象是头目眩晕、耳鸣耳聋、虚喘、惊痫、怔忡等症，入药也有不少古方，如磁石丸、磁朱丸、磁石酒、磁石肾羹等。其他诸如橙红色的雄黄、钛青色的赭石、橙黄色的铅丹、亮黄色的自然铜、黄白色的滑石、类白色的石膏、淡褐色的浮海石、浅棕色的龙骨等，也都是治病良药。靓丽的石头家族，真乃五光十色矣！矿石类药物终为重镇之物，有些还有一定的毒性，入药多入丸、散之剂，很少用于煎剂的，亦不可多用、久用，以免造成脾胃损伤或机体蓄积中毒。

成语典故与健康养生

百花齐放

成语探源

源自清代文学家李汝珍的《镜花缘》：严冬时节，女皇武则天突生奇想，要让百花开放。于是，她就写了一道圣旨："明朝游上苑，火速报春知，花须连夜发，莫待晓风催。"百花不敢违命，只好如期而开，唯牡丹不从，被武则天一怒之下贬往东都洛阳，这才有了"洛阳牡丹甲天下"。

养生启示

百花，在这里泛指所有的花；齐放者，竞相开放。各色各样的花万紫千红，婀娜多姿，争奇斗艳，香气四溢，妖艳动人，那才是花的海洋、花的世界！近代著名作家秦牧先生有感而发，说："'百花齐放'一语，使人想起了鲜花的百态。"毛泽东同志则把它引入了政治领域，用以形容文艺创作的多种风格，并把"百花齐放，百家争鸣"确定为促进我国艺术发展和科学进步的方针。

◆ 花的无限魅力

人们对花的喜爱，一是直观上的外表美，具有美化生活的含义；二是感受上的内在美，具有促进健康的作用。大量事实证明，观花可以赏心悦目，使人的神经放松、呼吸平稳、心跳缓和、疲劳消除，视觉、嗅觉、听觉和思维的灵活性得以加强。不少花卉还有食用价值，花入茶或直接烹食，有醒神开窍、除腻解烦的作用，除有营养之外，又能使多种疾病得到防治。花卉还有净化空气的作用，一氧化碳、二氧化碳、氮氧化物、甲醛、氟化物等有害气体和物质，都会被花卉释放出的植物杀菌素吃掉。

出于花对人类的贡献，古今中外人们表现出的爱花之情无处不见：文艺作品中，有说花的、唱花的、写花的、画花的，琳琅满目；纪念活动中，有给花过生日的、有祭花神的、有葬花魂的等，把花都人性化了；不少国家和地区，还把在本地最具代表性的花卉定为国花、省花、市花，将花与民众的情感捆在了一起。一些国家还有专门的围绕花卉的节日，让人们在花香中狂欢，知名的如保加利亚的玫瑰花节、奥地利的水仙花节、荷兰的郁金香节、斐济的红花节、加拿大的枫糖节、墨西哥的仙人掌节等。中国虽没有最后确定国花，地方性的花事活动则此伏彼起，什么牡丹节、菊花节、梅花节、兰花节、月季花节、君子兰节等难以尽收。

❀ 花的药用功能

作为中药，花卉的直接贡献是在对疾病的预防、治疗、康复上。以明代医药学家李时珍的《本草纲目》为例，在这部 52 卷的本草专著中，有 26 卷中包含有与花木相关的内容，其中涉及的花类药物接近 100 种，约占全部植物类药物的 1/10。其用途几乎遍及临床各科，如用于内科疾病治疗的菊花、红花、木槿花、郁金香、鸡冠花、凌霄花、槐花、芫花、山慈菇花、羊踯躅花等，治病范围涵盖头痛、咳嗽、呕吐、呃逆、噎膈、心痛、胸痹、郁证、风瘫、消渴、水肿、淋证、痢疾、便秘、中暑等几十种疾病。用于外科疾病治疗的野菊花、金银花、月季花、红花、山丹花、鸡冠花、紫荆花、葵花、栗花、莲花、李花、桃花、梨花、槐花、芫花、木瓜花、樱桃花、辛夷花、旋覆花、蒺藜花等，治病范围涵盖疮疡肿毒、瘰疬痈疽、白秃头疮、面浮腮肿、乳头皲裂、痔漏脱肛等病。用于妇科疾病治疗的凌霄花、紫薇花、丁香花、栀子花、红花、芫花、松花、鸡冠花、景天花、扁豆花、槐花、李花、桃花等，治疗范围涉及"经、带、胎、产"疾患中的方方面面。用于儿科疾病治疗的旋覆花、凌霄花、红花、丽春草花、山胭脂花、山石榴花、黄蜀葵花、曼陀罗花、干漆花等，治疗范围包括小儿眉癣、聤耳、木舌、解颅、拒乳、黄疸、慢惊风等。此外，书中还有用白菊花、枇杷花、辛夷花、丁香花、红花、谷精草花、密蒙花等治疗目疾、喉疾、鼻疾、齿疾等多科疾病的医案。

中医对花的用法也非常考究，内服的包括水调服、嚼咽、蒸汁服、捣汁服、米饮服下、乳汁送下、蜜调下、醋和下、汤调下、酒调下等 30 多种，外用的包括涂、埋、擦、贴、敷、佩、纳、含、揩、吹、染、熏、洗、点、浴等20多种。还有内服与外用相结合的，如以野菊花连叶捣烂后酒煎服，以渣敷之，治痈疽疔肿的；以金凤花等煎汤洗浴，同时内服独活寄生汤，治疗风湿卧床不起的；以温酒送服凌霄花、地龙治疗大风疠疾的，先以药汤浴过，再服此药令汗出等。

相关链接

　　我国是花的国度，地球上的第一朵花就起源于我国。中美科学家的长期研究结果证实，1.45亿年前的"辽宁古果"，是迄今唯一有确切证据的、全球最早的花，中国的辽西一带是包括美丽芬芳的花朵在内的被子植物的起源地。这一发现，揭开了连科学家达尔文当年都摇头称叹的"讨厌的谜"的谜底，揭开了花的身世。除野生外，我国目前种植的花卉品种已达1000多种，面积14万公顷，"四季有花"不再是一句口号。作为商品，鲜花开始走进普通百姓的生活，全国鲜切花年销售量达30多亿枝、盆花8亿多盆，花卉年销售额超过540亿元，使传统认识中耐看不耐用的"美丽"成为赚钱的产业。花卉大省云南，起步较早，起点较高，在花卉产业的经营中独占鳌头，年鲜切花总产量已占到全国的40%，可想其种植规模之大。

　　"古花已见古人醉，今花还对今人红"。爱花是人类的本性，种花是人类的爱好，赏花是人类的享受，用花是人类的聪明。爱什么花、种什么花、赏什么花、用什么花，是人们的自由选择，真正的百花齐放！

嫦娥奔月

扫码听书

成语探源

　　源出《淮南子·览冥训》："羿请不死之药于西王母，姮娥窃以奔月。"此是在民间流传最广泛、影响最大的故事之一：嫦娥偷吃了丈夫羿得来的不死之药，便飞上月宫当了月精、月中仙子，也成为人间崇拜的美人形象。自此，以嫦娥为中心的月宫、白兔、吴刚、桂树、玉杵等在人们心目中构成了一幅完整的天外世界，深深影响着多少代人。诗人李白"昔余闻姮娥，窃药驻云发"、李商隐"嫦娥应悔偷灵药，碧海青天夜夜心"、范成大"织女无言千古恨，素娥有意十分春"、杨维祯"素娥饮以白玉醴，羽衣起舞千芙蓉"等诗句，都是吟咏此事的。

❈ 养生启示

嫦娥奔月，是昨天的神话；人类登月，是今天的事实。到月球上去生活，是明天的憧憬，神秘的月球不再神秘了。人与自然有永远也说不清的纠葛，世界上的事情就这么复杂。

地月引力对健康的影响

人类对月球的认识，还在于理性的前提下对其运动规律做出的科学推测，以使它为自身的生存提供相应的服务。人们发现，月亮的圆缺与海水的潮汐有相同的规律，这种生物潮汐现象，直接影响到气候的变化，与地震、暴雨、洪水、高温、干旱等自然灾害的发生不无联系。如美国的科研人员发现，全美最厉害的暴风雨，都发生在月圆前后的 3 ～ 5 天或月缺前后的 1 ～ 3 天内。加利福尼亚州区域内发生的 5.3 级以上的地震，大部分都在月圆或月缺日的 6 ～ 18 时之间，即月亮偏到最北端的时候。在这个时间，太阳－月亮－加州的地下断层连成一线，地震就发生了。

还有人对人容易发生差错现象的规律进行了探讨，发现每天中午 12 ～ 18 时、每周的星期六、每年的春季，都是差错的高发期，这照样与月亮的周期性变化脱不了干系。月亮的潮汐现象，对人的兴奋－抑制过程有明显影响。当月圆时，人的精神亢奋，情绪激动，但也容易焦躁不安，一方面可能造成行为犯罪和交通事故的发生，一方面还会引起头痛、失眠、多梦和夜游症等病症的高发。医学专家认为，这是生物潮汐现象造成人体内激素分泌失调的结果。有专家对 1000 例脑出血、蛛网膜下腔出血、血小板减少性紫癜、消化性溃疡出血、肺结核咯血、妇女经血过多，以及衄血、呕血、便血患者的发病时间调查后发现，有 80% 是发生在月圆期前后的。

月圆月缺与健康的联系

中医最早的典籍《黄帝内经》指出："月始生，则血气始精，卫气始行；月郭满，则血气实，肌肉坚；月郭空，则肌肉减，经络虚，卫气去，形独居。"中医学的"天人相应"学说，把月球的规律性变化与人体的生理病理现象联系在一起是了不起的贡献，从广义上揭示了月亮变化与机体发病间存在的普遍性规律。把月亮与女性的月经联系在一起，也是我国先人们的创造，李时珍解释说："女子月事一月行，故谓之月水、月信、月经。"中医学的这一认识，与现代医学家们研究出的结果无二：大多数女子的月经周期与月亮的盈亏呈同步反应，即朔日（农历初一）开始来潮，望日（农历十五）开始排卵。在与月亮盈亏周期相反的时间里怀孕者（即月圆时来月经，月亏时怀孕），异位妊娠（宫外孕）的发生率相对就高。法国的一项研究也得出了相同的结论：由于受月亮盈亏对人精神、情绪的影响，月圆时受孕的，妊娠正常，生的孩子健康；月亏时受孕的，易发生宫外孕、流产、早产，并易出现胎儿发育不良。

出于对月亮清虚之境、乳白之色、静谧之性、沉降之理、阴寒之属的认识，古医籍中取类比象、以月命名的处方也不少，常用的如滋阴降火、消痰祛咳、止嗽定喘，治疗阴虚咳嗽、痰中带血的内科方"月华丸"（主要药物：天门冬、麦门冬、生地、熟地、山药、百部、沙参、川贝母、阿胶、茯苓、獭肝）；清热解毒、去翳明目，治疗目疾肿痛、诸般翳膜、胬肉的眼科方"月华丹"（主要药物：炉甘石、朱砂、硼砂、丁香、珍珠、琥珀、水晶、玛瑙、石蟹、贝齿、硇砂、乳香、没药、轻粉、青盐、胆矾、玄明粉、海螵蛸、蚺蛇胆、黄丹、山猪胆、白矾、雄黄、熊胆、牛黄、麝香）；灭菌止痒，治疗头癣、体癣的皮肤科方"月黄膏"（主要药物：川椒、藤黄末、黄蜡、白蜡、麻油）；解毒生肌，治疗下疳腐烂、水火烫伤的外用方"月白珍珠散"（主要药物：蚌壳、珍珠粉、青黛、人中白、炉甘石、冰片）等。

相关链接

月球并不是人们想象中的冰清玉洁、诗意浪漫的世界，而是一片寸草不生的不毛之地。那里山连着山，坑套着坑，没有空气，也没有生命，人们心目中的美女嫦娥不过是这些山和坑造就的杰作。白天，在强烈太阳光的照射下，月球表面的温度高达127℃，像个火炉；夜晚，则降到-183℃，是名副其实的"广寒宫"了。我们不能不佩服古人的丰富联想，看得见夜中月，就能想象出月中寒，还真说中了月中的实情，这不知道凭借的是何种学说。据此，科学家们认为，月球上只有三个地点可能被人类辟为未来的居住区。它们都位于月球的南极，是太阳光照射相对不变的区域，昼夜温差在-55℃左右，便于人类利用现科学代技术做出相应的处理。这三个地点，一是在沙克尔顿陨石坑的边上，常年有80%的光照时间；二是在距该陨石10公里的边缘隆起处，光照时间有70%；三是在距这一陨石较远的另一个陨石坑边上，光照时间有65%。现已探知，月球上的这些岩石和土壤中含有丰富的宝藏，如40%的氧，5%的氢，30%的硅，20%～30%的铁、锰、钴、铬、镍、铝、镁等矿物质，还有铀、钍等稀有的放射性元素。

乐极生悲

扫码听书

成语探源

源出《史记·滑稽列传》，是大臣淳于髡劝解齐王戒酒远色的话："酒极则乱，乐极则悲，万事尽然。言不可极，极之而衰。"他借用在不同场合人的酒量也不尽相同的道理，说出凡事不可太过的道理，过则会走向事物的反面。

养生启示

淳于髡"酒极则乱，乐极则悲"的结论，不仅具有深刻的哲学意义，而且包含着科学的医学知识。

表达情绪，快乐人生

俗话说："人有七情六欲。"就是说，人没有情志变化是不可能的，也是不正常的。七情变化，实际上就是人的表现欲的体现，是人类比其他动物高明的标志之一。当乐时则乐，当哭时则哭，当忧时就皱皱眉头，当怒时也不妨吼几声，这是正常情志的抒发。本文宣传的主题，不是要求人们成为呆头呆脑的木偶，更不是要求把人的情感长期固定于某一种机械的表现中。正常的情志表现，是需要的；正常的快乐，对人体健康是有益的，不仅不能限制，而且还要积极提倡和鼓励。我们这里说的是不正常的情志表现，是"过分""过度"，是"极"——乐极生悲。

在生活中，乐极生悲的事也不鲜见，古有之，今有之，中国有之，外国亦有之，说明它是客观存在的现象，具有普遍的医学意义。清代小说家吴敬梓的《儒林外史》中就写有这样的故事：范进老来中举，喜事一件，结果他因高兴得过度而疯了，还是胡屠户一巴掌才把他打得清醒过来。1982年在智利举行的世界杯足球比赛上，老球迷路易斯看到本国的球队踢进一球时竟高兴得狂笑起来，结果当场兴奋死亡。2000年10月14日，河南鹤壁市两位老太太因看了某电视台的综艺节目100期回放而情绪激动，结果分别诱发了脑出血和心肌梗死，一位经抢救脱险，一位不治而逝……

除乐极生悲外，其他情志（怒、忧、思、悲、恐、惊）也同样不能超出本位的正常范围，不能表现出过度、过分的活跃来，也不能走向极端。否则，也一样会导致相关脏腑的损伤，引出相应的疾病来。

❧ 调整情绪，保持健康

中医学认为，每个正常的人都存在着喜、怒、忧、思、悲、恐、惊七种情志变化，习惯上把它们称为"七情"。在通常情况下，七情作为人们对外部世界产生情感的表现形式，并不引起疾病发生；只有当外界的刺激强烈，某种情志表现非常突出时才会引起相关脏腑的气血紊乱，导致相关疾病的发生。人的情志变化与五脏六腑都有密切的关系，与心的功能联系最为紧密，任何突发病变都会影响到心的功能。关于这一点，张介宾在《类经》中有过明确的说法："情志之伤，虽五脏各有所属，然求其所由，则无不从心而发"，"心为五脏六腑之大主，而总统魂魄，兼该意志。故忧动于心则肺应，思动于心则脾应，怒动于心则肝应，恐动于心则肾应，此所以五志唯心所使也"。《黄帝内经》中则说："悲哀愁忧则心动，心动则五脏六腑皆摇。"当然，分主于心的"喜"，在心中的反应最直接，对心的反应也最强烈。故《黄帝内经》又说："喜乐者，神惮散而不藏"，"心气虚则悲，实则笑不休"。临床上，惊喜对心（中医把脑的功能归属于心，实际上也包含脑的表现在内）的损伤确实符合这一规律，且相当明显，使人表现出心绪不宁、坐卧不安、失眠多梦、健忘失记等一系列症状来，甚至出现精神错乱等。此时，最有效的方法就是安定情志，运用心理和药物疗法，尽快实现患者的心理平衡。

相关链接

从生理上讲，人的大脑中存在着主管快乐和痛苦功能的两个神经中枢，它们是紧密相连的近邻，相互之间的距离不足半毫米。平时它们之间互相配合、互相制约，共同控制着人体情绪的平稳。当快乐或痛苦中任何一方的刺激表现出强烈时，就会越过边界骚扰到对方，使对方的功能表现出兴奋来，出现高兴过度的人反流眼泪、痛苦过度的人而发出傻笑的反常现象。这种刺激越强烈，给对方造成的影响也越大，乐极生悲、悲极见乐的事自然就发生了。医学研究发现，超出正常范围的快乐情感造成的强烈刺激，能导致神经系统的功能紊乱和血管调节功能的失常，从而引起血压的大幅波动，使人的颅内压升高，便会突然发生中风昏厥，或直接导致脑出血、心肌梗死等严重疾病而死亡。

高枕无忧

扫码听书

成语探源

源出《战国策·齐策四》，说的是孟尝君的故事。孟家养有门客 3000 余人，其中有位叫冯谖的。有一次，冯谖去薛地为孟尝君讨债，他不但什么也没有讨回来，反而烧了所有借债人的借据，说这是"以为君市义也"，弄得孟尝君哭笑不得。不久，孟尝君因得不到齐王的重用而回到了他的封地，当地的老百姓都非常拥戴他："未至百里，民扶老携幼，迎君道中。"他这才意识到这是事先冯谖为他买了"义"——人心的缘故。冯谖进一步劝他说，您虽然目前在薛地站住了脚，但这还是很不够的，"狡兔三窟，仅得免其死耳；今君有一窟，未得高枕而卧也"。孟尝君听了冯谖的话，为老百姓办了许多好事，后来果然成就了大事业。在后世的应用中，"高枕无忧"逐渐演化出"高枕无虞""高枕不虞""高枕勿忧""高枕无事""高枕寝安""高枕安卧""高枕而卧"等多种类似的说法。

❋ 养生启示

追溯词义，"高枕无忧"，本意是垫高枕头睡大觉，后来才被引申为无忧无虑或丧失警惕性的。这说明，古人首先认识到的是枕头与睡眠质量的关系。"枕上片时春梦中，行尽江南数千里。"唐代诗人岑参的诗，把枕头—梦境—睡眠—健康的辩证关系说得更清楚：好的枕头立时把人送入了梦乡，让人入睡快、睡得香，在不知不觉中就走完了几千里水路。睡好了觉，就有了精力、有了好心情，高枕无忧，事情自然也就能办得好啦！

◆ 高枕真能无忧吗

高枕真的可以无忧吗？这只能说是一种局限的说法，或者说是一些人在使用枕头过程中产生的暂时感觉。长期使用比较高的枕头，可导致颈部骨骼形态的改变，容易引起颈椎中段的损伤，轻则影响肩胛部的血液循环，造成人的肩酸、颈痛；重则引起脑部的血氧供应不足，造成人的头晕、头痛。

这并不是说枕头越低越好，枕头过低容易造成颈椎下段的损伤，可能引发出腰酸腿痛、弯腰困难、下肢麻木等相关症状来。生活中经常发生的"落枕"现象，虽然不完全是枕头的过错，却与枕头有千丝万缕的联系，也存在有使用枕头不合理的因素。它是颈椎病的一个信号，是颈椎周围韧带松弛、关节稳定性失衡出现的恶果。如不及时纠正，这种小范围的关节错位会不断顺着颈椎向下扩展，致使腰背部出现更严重的病变，如椎间盘突出、椎体骨质增生等。

关于枕头的正常高度，民谚有"长寿三寸，无忧四寸"之说。意思就是，要想长寿，经常枕三寸（9厘米）高的枕头；要想睡得舒服，经常枕四寸（12厘米）高的枕头。实验证明，枕6～9厘米高的枕头睡眠时，脑电图最早出现平稳的休息波形，表示大脑顺利进入平稳的睡眠状态，获得的睡眠质量也最高。也就是说，6～9厘米高的枕头是比较合理的选择。看来，我们的祖先在枕头问题上的研究够科学、够高明的了。当然，不同体格的人也有一定差别，这个数字不是固定不可变更的绝对值，再说人在睡眠时也不可能总是拿着把尺子在头下来回丈量。大体上说，仰卧睡觉时枕头大约要一拳高，侧卧时一拳再加上两指，枕头的形状呈中间低两端高的元宝形最好。

◆ 奇妙的药枕

究竟什么样的枕头对睡眠最有益？人类从来没有停止过在这一问题上的探索。这从枕头的起源、进化史和品种、质地的发展上，可以得到证明。从原始的石头枕、木头枕、麦草枕、谷壳枕，到现代的蒲绒枕、木棉枕、丝绵枕、海绵枕、充气枕等，枕头伴随着人类社会的进步经历了数千年的沧桑。近几年出现的电子枕、电极导入枕、通风枕、香味枕、定时枕等，都把科技与人的睡眠联系在了一起，做足了枕头上的文章。

中医则利用药物的作用，通过一些药物具有的芳香开窍、清热除烦、清肝明目、养血安神、活血化瘀等不同的原理，设计出独具特色的药枕来，让人们通过头部与枕头的接触，达到对某些疾病的防治目的。这类枕头自古有之，什么菊花枕、决明枕、石膏枕、绿豆枕、蚕屎枕等，在不少医籍中都有明文记载。如明代医药学家李时珍的《本草纲目》中就记有绿豆枕，说："绿豆甘寒无毒，作枕明目，治头风、头痛。"清代园林学家刘灏的《广群芳谱》中也记有决明枕，说："决明子，作枕治头风、明目，胜黑豆。"历代文人中有不少青睐药枕的，有诗为证：明·朱之蕃的《决明菊花枕》诗写道："警枕重劳石枕寒，无如药裹最相安，剖来珠蚌光堪掬，采积金英秀可餐。布被暖香欺绵帐，竹床清蕈敌蒲团，休论返黑方瞳明，熟寝通宵即大丹。"在他的诗中，用菊花、决明子做成的枕头被说得不同凡响，什么气芳香、味可餐、明眼目、催睡眠、赛仙丹等意思全说到了，真有出神入化之感。宋代诗词大家陆游、黄庭坚等也都有咏菊花枕、决明枕的专门诗作，前者对菊花的作用赞誉有加，说："采得黄花作枕囊，曲屏深幌泌幽香，唤回四十三年梦，灯暗无人说断肠。"后者对决明子的作用夸奖备至，说："枕囊代曲肱，甘寝听芬苾，老眼愿力余，读书真成癖。"说回主题，合适的枕头与枕头面料的质量、枕芯的内涵、加工的精细程度等多方面的内容相关，总体上应当具备弹性好，通风、散热功能好，利于排汗，形状相对固定（不变形）等特点。

相关链接

从人的睡眠过程看，枕头的高低和质地对人的睡眠质量的确存在着有机的联系。《资治通鉴》的作者司马光，一生好学，为了能多挤出点时间读书，专为自己设计了一套特殊的卧具：粗布被子、光木床板、圆木枕头。把硬邦邦的枕头放在硬邦邦的床板上，只要稍一翻身，枕头就会滚落下去，头就会摔在床板上，瞌睡自然就没有了，司马光给它命名为"警枕"颇为确切。这个故事一方面宣传的是司马光的刻苦精神，另一方面也告诉了人们不合适的枕头会影响睡眠质量的道理。

闻鸡起舞

扫码听书

成语探源

源出《晋阳秋》："（祖）逖与司空刘琨俱以雄豪著名，年二十四与琨同辟司州主簿，情好绸缪，共被而寝，中夜闻鸡俱起，曰：'此非恶声也。'每语世事，则中宵起坐，相谓曰：'若四海鼎沸，豪杰共起，吾与足下相避中原耳。'"《晋书》中也有类似记载，歌颂的都是祖逖和刘琨壮志满怀、勤于练武的故事。李白"刘琨与祖逖，起舞鸡鸣晨"、元稹"运覽调辛苦，闻鸡屡寝兴"、元好问"君不见并州少年作轩昂，鸡鸣起舞望八荒"、赵翼"壮心有剑鸡催舞，浪迹无枝鹊乱飞"、梁简文帝"坿鸡识将曙，长鸣高树巅"等诗句中，还分别用"起舞鸡""闻鸡兴""鸡鸣起舞""鸡催舞"等变化了的说法，表现这一典故的内涵。

❁ 养生启示 ━━━◀❢❢❢

闻鸡起舞，既可以说晨练，也可以说刻苦。就锻炼身体而言，要紧的是不能有兴即去无兴却休，要天天练、时时练，练就健康体魄；不可三天打鱼两天晒网，要年年舞、月月舞，舞出朝霞灿烂。

❧ 中医对晨练与养生的认识

中医学非常重视时辰与养生的关系，以通过恰当的时间安排，使机体适应昼夜阴阳变化的规律。关于一年四季的晨练时间，《黄帝内经》中有科学的安排：春天，"天地俱生，万物以荣，夜卧早起，广步于庭"；夏天，"天地气交，万物华实，夜卧早起，无厌于日"；秋天，"天气以急，地气以明，早卧早起，于鸡俱兴"；冬天，"水冰地坼，无扰于阳，早卧晚起，必待阳光"。它规定的起床和睡眠时间虽然有些差异，但坚持晨练的基本原则是始终如一的。唐代医家孙思邈也有这方面的体会，总结出"晏卧而早起"的经验。明代的石室道人对这种择时而练的方法更有研究，把它称为"二六功课"。古人选择晨练，除了刻苦精神外，还体现了锻炼时段上的科学观。古时没有精确的计时工具，用鸡鸣之类的生物生活节律作为计时的根据，也就是人们常说的"生物钟"。《诗经》中"鸡既鸣矣，朝则盈兮"（《国风·鸡鸣》）、"鸡栖于树，日之夕矣，羊牛下来"（《国风·君子于役》）等内容，反映的就是这一思想。鸡是老百姓家中普遍喂养的一种小动物，每天听它的鸣叫方便、准确，因而被广泛应用。俗话有"鸡叫三遍天就亮"的说法，这一节段大体相当于现在的4～6时之间。晨练何时开始好？这很难作统一的规定。一般来说，正在上班的人，以5时半～6时半为合适，锻炼1个小时左右不影响上班；在家休息的老年人，以6～7时为合适。由于我国南北方地区存在的时差和四季天亮时间上的差异，实际操作时可根据具体情况做出相应的调整。

❧ 现代对晨练与养生的看法

现代科学通过多方面的综合研究，进一步证实了古人选择早晨锻炼身体的科学性。从外环境上说，早晨室外空气新鲜，空气中的负氧粒子含量相对较高，它通过呼吸进入人的体内，使人的支气管平滑肌松弛、红细胞沉降率变慢、凝血时间延长、血糖和容易引起疲劳的乳酸下降，同时对心、肺、肝、肾、脑等组织的氧化过程具有催化作用，以调整人的血压、血糖，稳定人的情绪、改善人的睡眠等。世界卫生组织规定，清新空气中负氧粒子的标准浓度为 1000 ～ 1500 个 / 立方厘米，而室内是无法达到这一标准的。从人体的内环境说，早上起床后是机体新陈代谢最活跃的时候，晨练有利于呼吸运动的加强、体内毒素和废物的排出、心脑和胃肠功能的锻炼。长期坚持，就等于给机体进行着健康充电和增加着生命力的储蓄。世界卫生组织在一份报告中称，全球每年有 200 万人因缺乏运动致死。心血管疾病、2 型糖尿病、肥胖症、肠癌、乳腺癌、高血压病、骨质疏松等疾病的发生，均与运动不足有关，而这些疾病占人类全部疾病的 70% 以上。特别是生活于大城市的上班族，有 60% ～ 85% 的人缺少晨练和其他形式的锻炼，身体素质处于下降状态，各种疾病的发病率势必要增高。

为了帮助人们进行科学的晨练，气象部门根据天空阴晴、风力强弱、温度高低、湿度大小、空气污染程度轻重等综合指标，为人们制定了专门的参考指数，以帮助晨练者确定适宜的锻炼时间。我国把晨练指数分为 5 级：1 级，各项指标良好，非常适宜晨练；2 级，有 1 项指标不太好，适宜晨练；3 级，有 2 项指标不太好，较适宜晨练；4 级，有 3 种指标不太好，不太适宜晨练；5 级，各种指标都不好，不适宜晨练。特别是年龄较大、身体状况较弱的老人，一定要根据自己的实际情况去制定晨练计划。如天气过于寒冷或雾露霜雪天气，最好是早晨不外出锻炼或延迟外出的时间。这种不正常的天气，除使人有一种不舒服的感觉，容易引发感冒、咳嗽、哮喘等呼吸系统感染外，还可能诱发肺源性心脏病、高血压病、脑出血等严重疾病。

相关链接

晨练的形式很多，可根据个人的身体、年龄、爱好和居住周围的自然条件选择。年纪轻、体力壮的人，可选择运动量大一些的项目，如爬山、打球、跑步等；年纪大、体力差的人，可选择运动量小一些的项目，如打太极拳、走步、骑车等。有介绍说，快步走和倒步走，是适宜于大众晨练的最好方式。前者既不激烈又不温和，对腿部肌肉、心脏、肺部的锻炼效果最明显，对易发生的老年性痴呆还有一定的预防作用。走的要求是，比平常走路的速度要快些、时间要长些，每分钟走 120 步左右，每天应不少于走 3 公里路程。后者属于比较和缓的运动形式，对神经紧张、烦躁失眠、记忆力减退、体弱多病、腰部疲劳、足跟疼痛、膝关节损伤、驼背等病症有不同程度的治疗、预防、康复作用。走的要求是，两目平视、挺胸叉腰，速度由慢到快，每次不少于 15 分钟，场地当然要选择在平坦、安全的地方。

晨练中出现的一些异常表现多是疾病的信号，应引起注意。如心率加快，属于运动中的正常情况，但心率过快，并伴有咽喉不适、呼吸困难、胃肠绞痛、汗出发热、皮肤潮湿时，应考虑是过敏性休克的征兆。运动时心率不增加，也不是正常现象，往往预示有患心脏病（心绞痛、心肌梗死、猝死等）的危险。如晨练时出现规律性头痛、腹痛、肝痛、胃痛等，应考虑是否患有与相关脏器有关的疾病。英国学者发现，晨练时经常发生头痛，可能与某些心脏病有关系。

汗流浃背

扫码听书

成语探源

　　源自《后汉书·皇后纪下·献帝伏皇后》：东汉末年，软弱无能的汉献帝处处受制于丞相曹操的挟制，曹竟背着他杀了他的亲信谋臣赵彦。汉献帝对此十分生气，就警告曹操说："如果你愿意辅佐我，就忠厚一点；不愿意，就走开算了！"曹操听了非常吃惊，退出朝堂后"出顾左右，汗流浃背"。其实，在《后汉书》之前的著作中已有与之相同的意思，只是用的是"汗出沾背""汗出洽背"这样的词来表达的。如《史记·陈丞相世家》："孝文皇帝既益明习国家事，朝而问右丞相勃曰：'天下一岁决狱几何？'勃谢曰：'不知。'问：'天下一岁钱谷出入几何？'勃又谢不知，汗出沾背，愧不能对。"《汉书·杨敞传》："敞惊惧，不知所言，汗出洽背，徒唯唯而已。"

　　从以上三处用法看，汗流浃背是人在万分恐惧状态下的表现，说明汗出与人的精神因素有关。演变出人因于劳作而周身汗出、大汗淋漓的意义，是后来的事。如唐·郑谷《代秋扇词》："露入庭芜恨已深，热时天下是知音。

汗流浃背曾施力，气爽中宵便负心。"明·袁宏道《满井游记》："风力虽尚劲，然徒步则汗流浃背。"鲁迅《范爱农》："天热如此，汗流浃背，是亦不可以已乎？"这三处所表现出的汗流浃背的含义，是机体超负荷运作的结果。

养生启示

按照人体的正常生理，出汗是机体新陈代谢活动中的一种表现。在人的皮肤上，布满了大大小小 200 万～500 万个汗腺，把它们全部连接起来长达 20～30 公里，它们的功能就是专管汗液排泄的。其中的小汗腺主管普通排汗，除龟头、包皮内面、口唇、甲床、外耳道之外，几乎全身无处不到，以掌跖部的分布最为丰富。这些腺体呈单管状形态，直接开口于皮肤表面，有利于汗液的分泌。大汗腺的开口隐藏于机体的毛囊内，多见于腋窝、乳头、脐周、肛门及生殖器等部位，青春期后才开始发生功能。女性发生的时间相对男性较早且明显，与性机能的作用有关。

出汗过少过多都不是好事

汗腺有调节体温、排除废物等多种功能，对人体的健康有重要意义。一般情况下，一个人每昼夜可排出汗水 1 升左右，在热天甚至高达 10 多升。一个活 70 多岁的人，一生中排出的汗水就有 70～150 吨，用 3 个载油罐车才能装得下。在一天 24 小时之内，人体可产生热量 2400～2700 大卡，随血液周流全身，均匀地分布于身体的各个部位。在不停地新陈代谢运动中，被代谢掉的热量会通过辐射、传导、对流的方式，从汗液、尿液、呼吸的渠道排出体外。如果身体内的废热不能有效地排出，热量的聚集就能把人烧死。出汗是机体泄热的主要途径之一，排汗不畅既有碍于汗液的挥发，而且还给呼吸、泌尿等相关组织器官增加负担，引发出相应的病变来。比如精神萎靡不振、体倦乏力、心烦意乱、头晕眼花、辗转难眠等神经系统的症状；食欲不振、口燥咽干、大渴引饮、胃脘胀闷、排便不顺等消化系统的症状；尿液减少、尿色黄赤、排尿困难等泌尿系统的症状，以及血量减少、呼吸加快、皮肤发炎、痱子、疖子横生等其他系统的症状。所以，经常不会出汗是不正常的表现，往往与某些疾病联系在一起。

那么，是不是说汗出得越多越好呢？答案也是否定的。出汗过多会造成机体津液的损失，导致机体的电解质紊乱，使人出现头昏眼花、肢软乏力、心烦口渴、心慌气促等症状来，甚至有发生虚脱、晕厥的危险，这或许正是事物具有两面性的安排。德国科学家发现，人的汗液里含有一种叫"西皮丁"的蛋白，可以杀死大肠杆菌、葡萄球菌、白色念珠菌等有害致病物。在皮肤损伤时，它的作用会更明显，以防止细菌对伤口的感染。它还会自动寻找制造皮肤癌蛋白的疑似分子，以预防癌细胞的生成。研究证实，"西皮丁"蛋白的基因就存在于人的汗腺中，是机体其他部位无可替代的。一把臭汗，几多用场，造物主为医生提供了一条通过汗液了解疾病、辅助诊断的窗口。在古埃及，医生早起见面的第一句问候不是"你早"，而是"你出汗多吗？"可见医学界对汗的重视。

❤ 中医论汗证

中医学认为，汗液是人体津液中的一种，并与血液有密切关系，即所谓"血汗同源"，失血者绝不可以发汗。在正常情况下，汗与气温的高低、衣着的厚薄有关，"天暑衣厚则腠理开，故汗出"（《黄帝内经》）。人体表现出的一些特殊汗象是某些疾病的信号，关于这一点，《三因极一病证方论》一书中说得明白："无问昏醒，浸浸自出者，名曰自汗；或睡着汗出，即名盗汗，或云寝汗。若其饮食劳役，负重涉远，登顿疾走，因动汗出，非自汗也。"中医把自汗、盗汗统称为"汗证"，根据其病因病机，从肺卫不固、营卫不和、心血不足、阴虚火旺、邪热郁蒸等五个方面论治。汗出属肺卫不固者，可用玉屏风散（黄芪、白术、防风）益气固表；属营卫不和者，用桂枝汤（桂枝、白芍、大枣、生姜）调和营卫；属心血不足者，用归脾汤（人参、黄芪、白术、茯苓、当归、龙眼肉、酸枣仁、远志、木香、甘草、大枣、生姜）补血养心；属阴虚火旺者，用当归六黄汤（当归、生地黄、熟地黄、黄连、黄芩、黄柏、黄芪）滋阴降火；属邪热郁蒸者，用龙胆泻肝汤（龙胆草、泽泻、当归、生地、栀子、黄芩、关木通、车前子、柴胡、甘草）泄热化湿。一些疾病在危重阶段表现出的脱汗（又称"绝汗"，表现为汗出如珠，四肢厥冷、声低息微、脉弱欲绝等）、在正邪交争阶段表现出的战汗（表现出全身汗出、恶寒战栗、烦躁口渴等）和色黄染衣的黄汗，不属正常的汗证范围，应予鉴别。此外，还有汗出仅限于身体局部的，如头部汗出，多是上焦邪热或中焦湿热郁蒸所致；身体半身汗出，多为风痰或风湿阻滞、气血不和所致；手足心汗出，多与思虑过度、劳伤心脾有关等。需要指出的是，也有的人动辄汗出而不为病的，"终岁习以为常，此不必治也"（《笔花医镜》）。

相关链接

　　不管是正常的汗出还是疾病表现出的大汗，汗液粘在身上的难受感和它产生出的汗腥味，都无法让人接受。如不及时清除，还有可能引出其他疾病来。所以，一定要采取勤揩擦、勤洗澡、勤换内衣等措施，以保持皮肤的清洁卫生。出汗后，最好能洗温水澡，使用硼酸浴皂之类的中性肥皂。尽量少用碱性肥皂，它虽然去污力强，同时也会把对皮肤具有保护、润滑作用的皮脂洗掉，使皮肤变得干燥和易受刺激，并且有损皮肤。同时，出汗后要及时更换内衣，内衣最好选用柔软舒适能吸汗的布料。

　　目前，市场上有售止汗剂、香体粉、体香剂的，可供人们在社交场合涂洒，既可体现出对别人的尊重，也使自己避免许多尴尬。但它们大多有妨碍汗液正常排泄的副作用，通常情况下应限时、限量使用。

不合时宜

扫码听书

成语探源

　　源出《汉书·哀帝纪》：汉哀帝妄听夏贺良等一伙骗子的话，企图通过更改年号和计时方法等手段，以求得自身的健康和国家的太平。结果不但没有达到目的，反而造成了一系列不良后果。哀帝觉醒后，处置了夏贺良一伙，说其所作所为"皆违经背古，不合时宜"。在后人的运用中，亦有"不入时宜""不适时宜"说。还有学者认为，它的传播与苏东坡的一则故事有关。据《梁溪漫志》载："东坡一日退朝食罢，扪腹徐行，顾谓侍儿曰：'汝辈且道是中有何物？'一婢遽曰：'都是文章。'坡不以为然。又一人曰：'满腹都是见识。'坡亦未以为当。至朝云，乃曰：'学士一肚皮不入时宜。'坡捧腹大笑。"苏东坡有诗词、文章、书画"三绝"之称，连仁宗皇帝读他的文章时都有忘了吃饭的事，侍女将他腹中作"文章""见识"之猜不是没有根据的。但最了解苏东坡心事的是侍妾朝云，她深谙苏东坡为自己的上书、进策得不到重视且四处碰壁的苦恼。他的那些意见，被朝臣认为是与世情不相投合、与时势不相适宜的，称之为"不入时宜"。

❀ 养生启示

中医学把哲学中的这种顺应时宜的思想引进了自己的理论宝库，并加以发展，制定出了因人、因时、因地制宜的治疗法则和用药原则，对正确诊断、治疗各种疾病，正确运用各种药物，发挥了重要的作用。按照这一思想，诊病则准、用药则灵、治病则速、疗效则佳；不合时宜，诊病则误、用药则败、治病则迟、疗效则差。正确掌握和科学运用这一思想，是医生应当掌握的基本功。

❧ "时宜"与治病

在中医学说中，对时宜不仅是机械的跟随和顺应，而且汇入了积极的改造和灵活的变通，知常达变，给它原有的"无为而顺"的思想中注入了"有为而治"的精髓，使之成为中医理论体系中整体观念、辨证施治原则下活的灵魂。

这一思想，首先体现于中医的阴阳学说中，用阴和阳的不同属性概括出天、地、人等范畴内同中有异、异中有同的具有时宜性的多种特征。

在五行学说中的反映更具体，东、西、南、北、中五个不同方位与气候上风、燥、暑、寒、湿，气味上酸、辛、苦、咸、甘等的联系，孕育了诊法、治法、药法等一系列带有时宜性法则的诞生。如同是感冒为病，在不同的地域、不同的年龄段、不同的发病时间，表现是有差异的：在地域上，南方偏湿、偏热，北方偏燥、偏寒；在年龄上，青年多壮实，老年多体虚；在时间上，夏秋季多湿热，冬春季多寒凉。不同的病理表现，决定了不同的治疗原则，产生出以辛凉解表之剂治温热之证、以辛温解表之剂治寒凉之疾、以清泄药物治壮实之体、以滋补药物治虚弱之躯的特色疗法。所谓"夏令用香薷，犹之冬月用麻黄""夏不用麻黄，冬不用石膏"的古训，正是古人顺应时宜思想的应用体会和经验总结。小儿为稚阳之体，五脏娇弱，易寒易热，虚实交错，变化迅速，更应严格掌握因人、因时、因地的原则。古人用"走马看伤寒，回头看痘疮"的说法来形容小儿疾病变化迅速的特点，提醒人们把顺应时宜作为对小儿疾病诊疗的前提。

此外，性别、职业、体质等因素也都是中医顺应时宜思想中的内容，在疾病的诊疗上同样具有重要的参考意义。

❦ "时宜"与药物

中医强调道地药材的运用，也是顺应时宜思想的体现。不可否认，生长在不同地域、采收于不同时段的药物，其质地、成分、效果是存在差异的。四川等省份十万大山，生长于那里的黄连、大黄等苦寒药物是道地的；河南等省份一马平川，生长于那里的山药、菊花等温和药物是道地的；吉林等省份冰天雪地，气候寒冷，出产在那里的人参、鹿茸等补益药物是道地的；广西等地阳光常驻，雨水丰沛，出产在那里的柑橘、沙参等滋养药物是道地的。"正月茵陈二月蒿，三月割了当柴烧"，"春来正月间，荠菜是灵丹"，这是民间流传的谚语，连普通老百姓都知道初春时节采集茵陈、荠菜最合时宜、药效最好。7月份采集的丹参、黄连，其有效成分最高；秋收时节采集的天麻、苍术，其药效最佳……古人总结出的初春"津润始萌，未充枝叶，势力淳厚"，"至秋枝叶干枯，津润流归于下"，采集时"春宁宜早，秋宁宜晚"的经验，都体现了中医顺应时宜思想的精髓。

相关链接

"时宜",除了政治因素之外,其本意当指大自然运行的正常规律,违背了它当然是要付出代价的。在日常生活中,人们对"时宜"含义的理解相当广泛,包括以"天时、地利、人和"为中心的多个方面的内容。这与我国历史悠久、地域广阔、民族众多的历史不无关系,因此形成了明显的文化差异。

以习惯上人们使用的南北划界的方法为例,北京大学胡兆量教授将我国南北方的这些差异概括为15个方面:南矮北高、南瘦北胖、南米北面、南甜北咸、南繁北齐、南老北孔、南柔北刚、南细北爽、南拳北腿、南骗北抢、南船北车、南敞北封、南轻北重、南经北政、南下北上等。其中,与人体生理、病理相关的内容有:身材的高矮,体态的胖瘦,体重的轻重,口味的咸淡,性格的刚柔,以及衣食住行习惯的不同等。以身材而论,华北地区男子的平均身高是169.3厘米,云贵川地区男子的平均身高只有164.7厘米,之间竟有5厘米之多的差异。就性格而论,北方人是粗犷豪放的,暴力型是其行为中的显著特点;南方人是细腻委婉的,智力型的特点比较明显。就是相近地区的人,由于地理位置上的差异、气候冷暖上的差别也会形成不同的性格。如居住在山区的人,长期面对空旷的大山,养成了声音洪亮、处世直爽、待人诚恳的性格,所谓"爱山者仁"是也;居住海滨地区的人,身受暖湿的气候、面对秀丽的景色,养成了多情善感、机智敏捷、待人温柔的性格,所谓"爱水者智"是也;居住在寒冷地区的人,较长时间地面对四壁、室外运动少、活动空间小,形成了自制力强、耐受力强、自立能力强的性格等。

察言观色

扫码听书

成语探源

源出《论语·颜渊》,是孔子教导学生子张的话:"质直而好义,察言而观色,虑以下人。有邦必达,在家必达。"是说,一个人要做到通达,就必须善于分析别人的讲话、观察别人的脸色,还要经常考虑如何谦恭待人。这样的人,做官才能够事事行得通,居家也能够事事行得通。

❊ 养生启示 ————◆◆◆

　　孔夫子说的是做人之道，是一种中性的调查研究的方法，既可以是正常的观察事物的手段，也可以是看别人眼色行事的表示。后人运用中也有将其写作"察颜观色"的，含义似乎没有原义广泛。医道中有不少与"察言观色"相关的举措，并把它作为诊察疾病的重要方法之一，这倒是本文要说的话题。在医道中，"察言"，就是听声音；"观色"，就是看颜色，它们分属于闻诊和望诊的内容。

◆ "言"为身音

　　"言"，由声音和语言构成。人的正常声音由于性别、年龄的差异而表现出不尽相同的特点，如男子的粗犷、女性的高尖、儿童的清脆、老人的浑厚等，但均具有自然清晰、和谐流畅、刚柔相济、抑扬有序的共同点。即使在感情变化时会表现出因喜而笑、因乐而歌、因悲而哭、因怒而吼、因爱而绵、因娇而柔的特点，亦属于正常情志变化的产物，与疾病无关。超出上述范围而表现出的异腔怪调，就是疾病的表现了，这正是医生诊断疾病所需要的依据。如声音高亢的患者，所患疾病多属实证、热证；声音低微的患者，所患疾病多属虚证、寒证；声音重浊的患者，常因感受风、寒、湿邪而发病；声音惊咋的患者，多为受惊、惊风后的反应；声音嘶哑的患者，多属肺气不宣；呻吟不止的患者，一般身有痛楚等。语言是有内容的声音，对疾病的确诊有更直接的参考意义。如患者表现出话多而烦躁的，以实证、热证居多；话少而气弱的，以虚证、寒证多见；语言謇涩不利的，与风痰、瘀血阻滞有关；语言错乱的，与心、脑系统功能失常相关联；谵妄多语的，要向邪入心包或阳明腑实证的方向考虑；喃喃自语的，要注意从心神、心气虚证上着眼等。一句话，声音、语言的异常变化是身体某些组织器官发生病变的一种信号和征象，在临床上有一定参考价值。

◆ "色"为体征

　　"色"，包括皮肤和颜面之色。出于操作方便起见，临床上对面色的观察比较常用和现实。由于人种和个体上的差异，人的正常面色存在着有偏白、偏黄、偏黑的不同，但任何颜色的人种都会表现出其本色中隐含的红色来，这一点是共同的。白与红、黄与红、黑与红融为一体，互为映衬，呈现出光明、润泽、含蓄的光彩来，塑造了人体美的主题。中医认为，这是人体胃气与神气的外现。在排除喜、怒、忧、思、悲、恐、惊等精神因素引起的短暂、突然情绪变化外，非正常情况下的异常色变就要考虑为疾病色了。

按照中医学的论理，面色异于常态而发青的，主病范围包括寒证、痛证、惊风、瘀血诸疾，多与肝经病变有关；面色发红的，主病范围为热证，赤红为实热，浅红为虚热，多与心经病变有关；面色发黄的，主病范围虽有虚与湿之分，但无论正黄、萎黄、黄胖、黄疸，均与脾胃功能失常有直接关系；面色发白的，主病范围包括虚、寒、失血、夺气之候，多与肺经的病变有染；面色发黑的，主病范围包含寒、痛、水饮、瘀血、肾虚之类，与肾经的关系尤为密切。西医则把面色的异常变化直接与一些实质性脏器和疾病的症状联系在一起：面色发青、发紫的，从机体缺血、缺氧考虑，与先天性心脏病、哮喘、肺气肿，或一些化学物质（亚硝酸盐、氰化物、杀虫脒之类）中毒有关联；面色发红的，从颜面充血考虑，与高血压病、高热、肺结核病等相联系；面色发黄的，与肝细胞坏死或胆管阻塞造成的组织淤血有关，也可能与肝炎、胆囊炎、胰腺炎，或一些寄生虫病有关联；面色发白的，多有失血过多或贫血的情况，也与营养不良有关；面色发黑的，常被视为内分泌失调所致，多见于肾功能不全、肾上腺皮质功能减退等。一般说来，只要不是刻意化妆，面色都能真实反映出人的健康状况来。

❧ 相关链接

正确运用"察言观色"，对疾病的诊断有不可替代的作用，这是肯定的。但疾病的发生、发展是复杂的，反映出的征象是多方面的，与之相适应的诊断手法当然也应当是多方面的、综合的。中医讲"望、闻、问、切"四诊合参，西医讲"视、触、叩、听"综合判断，目的都是从疾病复杂多变的征象中尽可能搜集到能够全面反映疾病本质的病理资料，然后通过分析判断、去伪存真的消化过程最终为疾病作出科学的诊断来，而不是就疾病表现出的某一些征象轻率下结论的。况且诊病是一门技术性非常复杂的学问，不能凭一知半解、道听途说就能够诊断的。强调这一点，是因为我们在这里所说的不仅不是这些手段的全部，而且所论述的范围也仅是举例而言的，也远远不是"言"和"色"表现出的全部内容，千万不要造成以偏概全的误解。了解些这方面的知识，对于每个人的自我保健或许有一定的益处，可千万不要因此而疑神疑鬼；至于自己的"言"和"色"是否属于病态，那要靠医生去判断了。

病入膏肓

扫码听书

成语探源

源出《左传·成公十年》："公（晋侯）疾病，求医于秦。秦伯使医缓为之。未至，公梦疾为二竖子，曰：'彼良医也，惧伤我，焉逃之？'其一曰：'居肓之上，膏之下，若我何？'医至，曰：'疾不可为也，在肓之上，膏之下，攻之不可，达之不及，药不至焉，不可为也。'公曰：'良医也。'厚为之礼而归之。"

晋侯得了非常严重的疾病，请秦国的名医医缓治疗。就在医缓到来之前，他做了一个梦：疾病的化身——两个小孩（二竖子）商量好了要藏在膏肓部位以对付医生的办法。医缓的诊断果然与其梦中所见相符，真让晋侯心服口服了。我国古代医学家认为，膏乃心尖部的脂肪，肓乃心脏与隔膜之间的部位，病邪一旦到达了这一部位，药力就无法发挥作用了，故多为不治之疾。因此，"膏肓""肓疾""膏肓之疾"就成了严重疾病的代名词，"竖子""二竖""疾竖"就成了病邪的代称。周昙"晋侯徒有秦医缓，病在膏肓救已迟"、陆游"不忧竖子居肓上，已见真人出面门"、苏东坡"三彭恣唼啮，二竖肯逋播"等诗词中说的，都是这些意思。

养生启示

病入膏肓诚可怕，人有智慧情更真。只要医务工作者和全体人民的共同努力，任何疾病都是可能被战胜的，也一定会被战胜的。

心系疾病要立足于早治

晋侯所患何疾？不得而知，但其病位在心脏却是可以肯定的。根据其严重程度推断，大抵是病毒性心肌炎、缺血性心脏病（简称冠心病，含心绞痛和急性心肌梗死）、风湿性心瓣膜病（含二尖瓣狭窄、二尖瓣关闭不全、主动脉瓣关闭不全、主动脉瓣狭窄和联合瓣膜病变）、风湿热、慢性肺源性心脏病（简称肺心病）、慢性心功能不全（简称心衰）或高血压病之类，相当于中医的心痛、心悸、怔忡、眩晕、中风等的范畴。按现代的医疗水平看，虽然不能把这些疾病一概说成是不治之疾，但它们都属于比较严重的疾病，有些病种也确实是运用药物无法解决的，必须通过手术等更复杂的手段才能达到治疗目的。运用"膏肓之疾"来形容它们的严重性，充分反映了我们的祖先对心病的认识之早和认识程度之深，是中医学理论中把心作为"君主之官"思想的具体体现。

对于这类严重疾病，无论中医还是西医都强调及早发现、及早治疗的原则，以控制疾病的发展和可能出现的突变。2000多年前成书的《黄帝内经》中已明确提出了"善治者治皮毛，其次治肌肤，其次治筋脉，其次治六腑，其次治五脏。治五脏者，半生半死也"的训诫，并把它作为确定医生道德修养和专业水平的标准，依次把医生定为"上工""中工"和"下工"：在疾病过程中，能"救其萌芽"者，是谓"上工"；能及时控制病情进展者，是谓"中工"；等疾病到了危重阶段才"救其已成，救其已败"者，是谓"下工"。

心系疾病防治要则

中医对于疾病的治疗采取辨证施治的原则，即使膏肓之证也是从阴阳、气血、表里、虚实诸多方面入手去制定治则的。就气病而言，就有气虚、气陷、气脱、气滞、气逆等类型，血病则有血虚、血瘀、血热、血寒之分。此外，还有气血同病的气滞血瘀、气虚血瘀、气血两虚、气不摄血、气随血脱等复杂表现。具体到某个人，究竟所患何病，要用何药、采取何法治疗，都是专门的学问，都需要医生根据病人的综合表现作出相应判断和有关决定的。这里强调的是医生的作用，实际上在疾病的治疗过程中，医生与患者的密切配合也是非常重要的。除了医生要尽职尽责外，作为患者一定要给医生以机会，千万别等到病入膏肓的程度才去求医。此时虽有死里逃生的可能，也有与晋侯无二的结局，就是医缓再世有时也是无能为力的。

现实生活中，一些严重的心脏病人不是死于医院，而是死于病人或家属的无知上，死于病发时周围人手忙脚乱的"抢救"之中。如出现心绞痛和急性心肌梗死的患者，发病时本来应该立即平卧，严禁翻动的，而当事人却把他们屋里院外背来折去，车上车下搬上抬下，等送到医院时病人已经失去了抢救的机会。一些病情稳定的病人，本来应该多卧床休息一段时间，且时刻应保持大便通畅的，但由于病人下床活动太早或活动量太大，饮食不节引起大便干燥，排大便时用力过度等，导致了病情的突变。这类情况的屡屡发生，为人们敲起了警钟，要求人们去学习、掌握点这方面的常识。

✂ 相关链接

病人的紧张心情是可以理解的，但是病急乱投医，自己滥用、乱用药物的现象也不容忽视，由于用药错误引起的意外事故也不时有报道见诸报端。病人一定要在医生指导下用药，那种跟着广告追新药、一知半解赶时髦的做法是不宜提倡的。药品广告满天飞、胡乱吹的现象，乃害群之马，其造成的危害有些已经到了骇人听闻的程度。自从1704年第一则药品广告在《波士顿信使报》刊登后，300年来已形成了风靡世界药物市场的浪潮，甚至不时淹没人们的正常视野。以我国为例，2000年，全国广告的总投放量是712亿元人民币，其中药品广告的投放量为74.29亿元，占总投放量的10.5%。打开报刊、电视、广播，各新闻媒体的重要版面、黄金时段，几乎都被药品广告包围着。仅中央电视台新闻联播后各省、市、自治区天气预报的那块小小的标牌中，药厂的广告就占去了1/3以上的份额。大量的广告在给厂家带来大量的收益、给患者带来一定的实惠外，也给疾病的正常治疗带来了大量的负面影响。药品问题人命关天，政府已开始下大力气整顿在这方面存在的混乱状况，并出台了专门的《药品管理法》，充分体现了对人民群众健康的重视。但这还是远远不够的，作为直接接触药品的广大老百姓，如何抵制虚假、不合法的药品广告，使它们真正成为人人喊打的过街老鼠，更需要所有人的自觉参与，以真正维护药品治病的严肃性和科学性。

青出于蓝

扫码听书

成语探源

源出《荀子·劝学》："青，取之于蓝而青于蓝；冰，水为之而寒于水。"青，指的是靛青，又称靛花、青缸花、靛沫花等，入药称"青黛"，是根据其提取方法、形态和颜色命名的。它来源于爵床科植物马蓝，豆科植物木蓝，十字花科植物菘蓝、草大青、蓼蓝叶中的干燥色素。一般于夏、秋季节采集茎叶，置缸中用清水浸泡2～3昼夜，待叶烂枝脱时加入一定比例的石灰搅拌，其浮起的紫红色泡沫就是人们要提取的"靛蓝"了。它的沉淀物被称为"蓝靛"。二者均是治病的良药，后者还是传统的染料。

❀ 养生启示

作为药物，青黛和其原植物木蓝、蓝实、蓝靛、大青叶、大青根、板蓝根都有益人之功，值得再书其一笔。

◆◆ 青黛青中药

青黛，是清热药中的代表，具凉血、解毒之功。凡温病热盛、小儿惊痫、斑疹吐衄、疮疡丹毒、蛇虫咬伤诸恙，用之皆效。《药性论》说它"解小儿疳热、消瘦，杀虫"。《本草蒙筌》说它"泻肝，止暴注，消膈上痰水，驱时疫头痛，敛伤寒赤斑"。《本草述》说它"治中风、头风、胁痛、瘰疬、颤振、眩晕、咳嗽、久嗽、呕吐、舌衄、咳血、颓疝"。古方用青黛者甚多，如《重订通俗伤寒论》中治疗女子妊娠伤寒的青黛石膏汤、《中藏经》中治疗咯血不止的圣饼子、《备急千金要方》中治疗天行寒热头痛的蓝青丸、《医学从众录》中治疗咳嗽多痰的青黛蛤粉丸、《症因脉治》中治疗肺经热咳的青黛海石丸、《普济方》中治疗热毒疮疡的青金丸等，都是以青黛为主药的。只要辨证准确，一般都有显效，有不少是立竿见影的。

现代药理研究证明，青黛醇浸液对炭疽杆菌、肺炎杆菌、志贺氏痢疾杆菌、霍乱杆菌、金黄色和白色葡萄球菌皆有抵制作用，是中药中的广谱抗生素。临床上，有人以青黛细粉吹鼻治疗鼻衄，有效率达95% 以上。

制造青黛时的沉淀物蓝靛，功不及青黛，主要用于外科的热毒、疔疮、痈肿、丹毒、疳蚀、天疱疮等疾患，以发挥清热、解毒、止血、敛疮之能。关于二者与母本"蓝"的关系，《本草纲目》和《本经逢原》中有同样的说法，其"止血、拔毒、杀虫之功，似胜于蓝"。或许这是偶合，药用上也存在着"青出于蓝而胜于蓝"的现象。

❧ 木蓝蓝中宝

木蓝，是制造青黛的主要原料，功能清热解毒、去瘀生新，传统上用作疮肿、出血、眼疾之用药，现代被用于乙型脑炎、腮腺炎的防治。大青叶，在临床上应用更广，是治疗温病热盛、温毒发斑、烦渴引饮、吐血衄血、口疮喉痹、腹泻痢疾的要药，现代常用于流行性感冒、传染性肝炎、黄疸、流脑、乙脑、急性胃肠炎、肺炎的防治。《本草经疏》《本经逢原》《本草正义》分别都有赞语，称它为治疗胃家实的"良药"、治疗丹毒的"要药"及"清火队中驯良品"等。自古迄今的中医典籍中，几乎没有不提到大青叶的，仅以"大青汤"命名的、名同治不同的处方就有多首，如《延年方》中治疗壮热头痛的大青汤，《痘疹心法》中治疗麻疹热极的大青汤，《补缺肘后方》治疗下痢困笃的大青汤，《圣济总录》中治疗咽喉肿痛的大青汤等。犀角大青汤、大青四物汤等以大青叶为主药的复方，更不在少数。板蓝根，是青黛母体植物的根茎，临床上的热闹程度与大青叶不相上下。它与大青叶有基本相近的功能，《本草便读》认为："叶主散，根主降，此又同中之异耳。"

现代研究领域涉及板蓝根的内容较多，认为其具有广泛抗菌、抗病毒、抗钩端螺旋体作用和解毒作用等。运用它的这些作用，临床上通过煎服、肌注、滴眼、擦涂等手段，对流行性乙型脑炎的治愈率达90% 以上，对传染性肝炎的治愈率达92%，对暴发火眼的治愈率达95%，对感冒的治愈率达97%，对流行性腮腺炎的治愈率达98%，对单纯性疱疹性口腔炎的治愈率达 100%。此外，大青根、蓝实等"蓝"中之药尚多，大致与上述药物有相似作用，不再赘述。

☞-相关链接

寻本溯源，青出于蓝；察色比泽，青胜于蓝，这便是"青出于蓝而胜于蓝"说辞了。它本来是一种自然的生物化学反应现象，是蓝草中含有的靛苷水解后生成的3-羟基吲哚氧化的结果，却被善于观察事物、善于联想和思维的荀子活用了。荀子用它比喻后学超过前学、学生超过老师的事，不仅具有生活基础，显得贴切，而且具有广泛哲理，意味深长。长江后浪推前浪，实践中这种情况是常见的，这正是社会得以进步、科学得以发展、历史得以前进的重要动力之一。从南北朝流传至今的学生李谧超过老师孔璠，而孔璠经常请教李谧的故事，就是颇具意义的一例。还有人写歌赞之曰："青成蓝，蓝谢青，师何常，在明经。"很显然，这里用的正是"青出于蓝"的典故。

蓝献于青，平凡之中寓伟大；青出于蓝，成功之中有人梯；蓝青互济，前不奢功后不骄；蓝青一心，继承之中再发展。这是否算是对"青出于蓝而胜于蓝"成语含义的全面诠释和正确理解，仅供参考。

萍水相逢

扫码听书

成语探源

源出唐·王勃《滕王阁序》：公元 676 年，被誉为"初唐四杰"之一的王勃去交趾（今越南境内）探望其作县令的父亲，路过洪都（今江西省南昌市）时，正逢重修的滕王阁落成，受都督阎伯屿之邀，参加了九月九日重阳佳节举行的庆典活动。面对浩瀚的江波，他诗情豪放，文采激扬，当着众多的文人雅士，一气呵成了《滕王阁序》一文，受到了众宾客的一致称道。文中有"关山难越，谁悲失路之人？萍水相逢，尽是他乡之客"之句。意思是说，关山重重，攀登实属不易，谁能理解攀登人的艰辛？一面之交，大家互不了解，怎好道出各自的苦衷。语意之中，隐含着作者生不逢时、才华不得施展的沉重心情。也是他命运不济，此序作成不久，26 岁的王勃便在渡海时遇难身亡了。《滕王阁序》成为千古传诵的佳作，它留给后世的是浮想联翩，留给王勃的是永远的遗憾。

❀ 养生启示

　　"萍"，是多年生漂浮植物青萍或紫背浮萍的全草，无落地之根，或聚或散，随水漂流。但它是洁净的，虽苦了自己的身，却美了别人的目。作为中药，它还献身于人类的健康，为人们消去疾苦。这虽是《滕王阁序》题外的话，却是与人身健康有着直接关联的永恒主题。

◆ 浮萍无根用有道

　　萍的别名甚多，大体与其生长环境——水和生长状态——漂浮有关。前者如水萍、水花、水白、水苏、水藓、水帘等，后者如浮萍、薸、浮萍草等。《尔雅》中把它称为"苹"；《唐本草》中浮萍为大者，小者称"水萍"。《本草纲目》也有同样的看法，并认为面青背紫的"紫萍，入药为良"。研究证实，浮萍的主要成分为醋酸钾、氯化钾、黄酮类物质和碘、溴类物质，以及丰富的碳水化合物、维生素类、叶绿素、蛋白质、鞣质等，有强心、解热、抗菌等作用。此外，对库蚊幼虫及蚊蛹有杀灭作用，正与《本草求真》中"烧烟辟蚊亦佳"的说法相吻合。

　　浮萍虽轻，却是用途不小的治病良药，"近人止以为发汗之药，而不知清热是其专长，殊觉未尽其用"（张寿颐）。用药如此，用人当如是，尔莫学浮萍之漂浮，人莫以轻重而论道，天生斯人，必无废弃之道理。

◆ 浮萍疗疾是良药

　　历代本草均认为，浮萍为肺经之药。这与它轻清、漂浮、向上的特性和肺位在上、主气、主外的功能有类似之处，是中医学"取类比象"的思维方法在药物认识上的具体反映。在临床运用上，浮萍以发汗、祛风、行水、清热、解毒见长，对时行热病、风疹、斑疹、瘙痒、水肿、癃闭、疥癣、丹毒、烫伤等有治疗效果。说到发汗，李时珍认为，这是缘于"其性轻浮，入肺经，达皮肤"的机理，"所以能发汗扬邪也"。张寿颐认为，它有发汗不伤正的优点，因"其质最轻，气味皆薄，虽曰发汗，性非温热，必无过汗之虑"。《本草衍义补遗》则认为，它"发汗尤甚麻黄"。此外，《丹溪纂要》《养生必用方》《袖珍方》中有用它治皮肤瘙痒、瘾疹、汗斑癜风的，《备急千金要方》《子母秘录》中有用它止消渴，治膀胱胀、小便不通等，这些都是它献身人类健康的足迹。《神农本草经》认为，浮萍还有"胜酒，长须发"之功，这在饮酒时髦、美容时髦的当今时代，更显示出特有的魅力。《本草经疏》比较全面地概括出了其上述作用的机制，指出："水萍，其体轻浮，其性清燥，能祛湿热之药也。热气郁于皮肤则作痒，味辛而气清寒，故能散皮肤之湿热也。寒能除热，燥能除湿，故下水气。酒性湿热，而萍之质不沉于水，其气味辛寒，轻清而散，故能胜酒。血热则须发焦枯而易堕，凉血则营气清而须发自长矣。〈别录〉主消渴者，以湿热之邪去，则津液自生，而渴自止也。其曰下气，以沐浴生毛发者，亦以寒能除热，凉血之验也。"

相关链接

关于浮萍消水肿之功，除本草著作中多有记述外，宋代首都河南开封市还保存有北宋时期的诗碑为证。诗碑上写道："天生灵草无根干，不生山间不在岸，始因飞絮逐东风，泛梗青青浮水面。神仙一味去深疴，采时须在七月半，选甚瘫风与大风，些小微风都不算，豆淋酒化服三丸，铁镤头上也出汗。"诗中把浮萍的植物形态、生长环境、采集季节、主要功能、服用方法、治疗效果描述得形象生动，可谓详尽矣！历史上，以药为诗者不少，把药诗刻在专门的石碑上传世的不多，仅此即可见浮萍被重视的程度和在临床上的普及情况是不同寻常的。诗碑中记载的这一用法，至今还在继续，名为"紫萍一粒丹"，对风湿热邪引起的皮肤瘙痒、脚气水肿和中风后遗症的治疗有一定效果。关于其清热解毒作用，古代医家们的应用也多具心得，《圣惠方》《本草纲目》《世医得效方》《品汇精要》等古医籍中有大量的用浮萍治疗目赤翳膜、口舌生疮、鼻衄不止、痈疽热肿、蛇毒入腹的医案就是最有力的证明。

金蝉脱壳

成语探源 ▪一∞

　　源自元代刊行的讲史话本《三国志平话》，作者不详，是流传于民间的、具有《三国演义》主要情节的话本，但却很少有演义的性质，与同时代流传的《三分事略》都为研究三国故事形成与演变的重要资料。该书分上、中、下三卷，上卷中写到吕布与孙坚的一场鏖战："吕布赶入大林。吕布发箭射孙坚，孙坚使金蝉脱壳计，却将袍甲挂于树上走了。"元、明话本中这类用法甚多，如元·马致远《马丹阳三度任风子》第四折："天也，我几时能够金蝉脱壳，可不道家有老敬老，有小敬小。"关汉卿《钱大尹智宠谢天香》第二折："便使尽些伎俩，干愁断我肚肠，觅不得个脱壳金蝉这一个谎。"施君美《幽闺记·文武同盟》："曾记得兵书上有个金蝉脱壳之计，不免将身上红锦战袍挂在这枯桩上，翻身跳过墙去。"明·兰陵笑笑生《金瓶梅词话》第三十五回："这贲四巴不得要去，听见这一声儿，一个金蝉脱壳走了。"

❂ 养生启示 ──▶▶▶

　　蝉，为蝉科昆虫。原名"蚱蝉"，由"祚禅"一词演变而来。晋·左思《魏都赋》中有"算祚有纪，天禄有终。传业禅祚，高谢万邦"之句，是说帝位易传之事的。因为蝉的幼虫一旦脱去外壳就变为成虫而去，原来的幼虫只留下一个空壳，与皇帝禅让祚易的道理一样，故就把它命名为"祚禅"了。因蝉属虫类，故从"虫"而又改为"蚱蝉"。看得出，古人在给蚱蝉命名的问题上还真费了一番心思。对此，清·恽敬在《释螟蛄》一文中亦说，蝉"自其蜕，言之曰蝉"。就是说，蝉因脱壳禅让之故才称之为蝉。蝉，又名"齐女"，晋·崔豹《古今注·问答释义》云："牛亨问曰：'蝉名齐女者何？'答曰：'齐王后愤而死，尸变为蝉，登庭树，嘒唳而鸣，王悔恨。故世名蝉曰齐女也。'"蝉在古时的名字很多，什么鸣蜩、马蜩、蟧蜩、蝒蜩、茅蜩、寒蜩、鸣蝉、秋蝉、胡蝉、寒蝉、麦蚻、螟蛄、蝒蠽、蚗蚗、蜓蚞、寒螀、蛁蟟、蜘蟟、蚱蟟、知了等几十种，还不包括在一些地区流传的许多土名在内。迄今，全世界的蝉有 3000 余种，我国亦有多种，而以黑蚱蝉为主。

🦗 蝉是高洁的象征

在古人眼里，蝉上饮天之露水，下吮地之母气，为天地精华所育养；站得高，鸣声远，是高洁的象征。蝉因此而受到古人的特别青睐，连有地位妇女的发髻都要梳成蝉翼形，以显示其高雅。作为老百姓，对蝉是否高洁的问题似乎并不大关心，从实用出发，听听蝉鸣，可以解闷消暑；把大个子的蝉拿来油氽入看可以品味尝鲜，它香酥可口，还具有鱼、肉的营养价值。另外，把蝉作为饲料喂养鸡、鸭等家禽，能够促进它们的生长，还能增加产蛋率。

作为治病的药物，蝉对人类是有贡献的。《本草纲目》指出："蝉，主疗皆一切风热证，古人用身，后人用蜕。大抵治脏腑经络，当用蝉身；治皮肤疮疡风热，当用蝉蜕。"张隐庵说，按照中医取类比象的原则，只要"学者知蝉性之本原，则知蝉蜕之治疗也"：蝉声音清亮，故其善治失音；昼鸣夜息，故可治小儿夜啼；一生多次蜕化，故能退翳、下胎；体态轻浮，故可发斑透疹；蝉蜕身为皮药，故善走皮肤而治瘙痒诸证。临床上，以蝉身清热、息风、镇惊，治疗小儿惊风、惊痫、夜啼。在《圣惠方》《普济方》中，以"蚱蝉散（汤）"命名的方剂就有 4 首，都是针对上述各种儿科疾患所设的。"蝉蛇之属，解皮则谓之蜕"（章炳麟《新方言》）。

蝉之皮——蝉蜕亦为风药，所治与蝉身相近，只是更长于散风热、宣肺、止痉之治，是外感风热、咳嗽音哑、斑疹不透、风疹瘙痒、目赤翳障、疔疮肿毒、破伤风、小儿惊痫的常用药物之一。《时病论》中的辛凉解表汤，《小儿卫生总微论方》中的蝉壳汤、蝉壳散，《小儿痘疹方论》中的快透散、蝉菊散，《赤水玄珠》中的蝉花散、蝉蜕膏，《杨氏家藏方》中的追风散，《圣惠方》中的蝉蜕散，《眼科龙目论》

中的五退散等，都是古人治疗上述疾病的经验之方。需要加一笔的是，一种真菌——大蝉草的蝉棒束孢菌及其寄主山蝉幼虫的干燥体，"功同蝉蜕，又止疟"（《本草纲目》），入药称"蝉花"（亦称"虫花"），可与蝉蜕混用。

现代药理研究证实了蝉蜕抗惊厥、镇静、阻断交感神经节传导等的作用，把它用于破伤风、慢性荨麻疹、化脓性中耳炎等的治疗屡有显效，更加受到医界的重视。

鸣蝉两面观

蝉的腹部有7节，雄蝉腹部的第一节间有发音器官，俗称"响板""鸣器"，正所谓"蝉鸣在胁者"（《正义》）。雌蝉没有发音器官，故不会鸣叫，被称为"哑蝉""暗蝉"。国外有昆虫学家经过长期研究后指出，雌蝉不仅是个哑巴，而且听觉也非常迟钝，还是个聋子。如此说成立，还得给它添上个"聋蝉"的名字了。

蝉的鸣叫声，因品种不同而异：如体大而声宏的蚱蝉，是蝉中的男高音，声音可传数里之外；体中而声柔的蛁蟟，常发出"夜—思—多——"的规律叫声，两短一长，三声一节，节奏明快，甚是优雅，堪称蝉中的"花腔歌手"；体小而声微的隐蟟，是蝉中的男低音，鸣叫声为"吱——"的一长声，先响后轻，隐隐若箫声之韵。倘若在一个地域能够同时听到群蝉齐鸣，岂不是一种聆听交响乐的享受！

关于蝉鸣的意义，科学界认识不一，说法当然也就不一了：有"求爱"说的，是说雄蝉在用鸣叫向雌蝉发出求爱的呼声；有"报警"说的，是说雄蝉用长鸣以唤起同伴的警觉意识；有"联络"说的，是说蝉鸣是一种语言，鸣叫是蝉在互通信息、交换思想；有"天性"说的，是说蝉鸣是出于其新陈代谢的需要等。人对蝉鸣的评价，完全取决于人的心境，当心情愉快时，蝉鸣自然是动听悦耳的；当心情烦恼时，蝉鸣肯定就是躁人刺耳的了。"蝉噪林逾静，鸟鸣山更幽""过门无马迹，满宅是蝉声""鹭影兼秋静，蝉声带晓凉"，古诗中写的，是诗人在不同环境下各人不同心境的传真。

生态学家认为，蝉属于对树木有害的昆虫，它的寿命虽然只有30天，可其幼虫却是长寿者，可在地下生存4～5年，最长达12年的也有，经4次蜕皮才能从地下爬到树上，变化为成虫。这其间，它始终围绕着树木找营养：在地下，它吸食的是树根部的汁液；在树上，它吸吮的是树干中的汁液，对树木造成的危害是不言而喻的。

▶▶ **相关链接**

从生物学意义上去认识，金蝉脱壳既是蝉发育过程中的一个程序，又是蝉自我保护的一种行为。后人用它比喻制造假象、脱身逃走的事，也颇为形象。古代兵法中，它被称之为一"计"，流传甚广的兵书《三十六计》中就有此条。现代军事上，也不乏应用此计的成功战例。如在第二次世界大战中，美国出动陆、海、空三军十万之众，要收复由日本人占领的阿留申群岛。经过连续两个半星期的狂轰滥炸后，美军终于登上了这个孤岛，谁知岛上连日军的影子都没有。原来，守岛日军使了一个"金蝉脱壳"计，在美军实施轰炸计划前就利用一场浓雾的掩护悄悄撤走了。不明真相的美国人，费时费力打了一场糊涂仗。

金蝉脱壳，体亦药，壳亦为药；身去皮留，身有用，皮也有用。管它"三十六计"还是三百六十计，中医有它自己的理解。

卧薪尝胆

扫码听书

成语探源

源出《史记·越王勾践世家》：越国被吴国战败，越王勾践为吴所执，囚于会稽。后来"吴既赦越，越王勾践反国，乃苦身焦思，置胆于坐，坐卧即仰胆，饮食亦尝胆也。曰：'汝忘会稽之耻邪？'"之后，"卧薪尝胆"被赋予表示不忘屈辱、不敢安逸、立志雪耻、发愤图强的广泛内涵，并演化出"坐薪悬胆""尝胆眠薪""勾践胆""会稽耻""尝胆""薪胆"等多种用法。杜甫的"即事须尝胆，苍生可察眉"、李白的"誓雪会稽耻，将奔宛陵道"、汪藻的"方尝勾践胆，已补女娲天"、柳亚子的"薪胆生涯惟此日，沧桑浩劫竟成灰"等诗句中的用典，都体现了作者对这一典故的深刻理解。

❂ 养生启示 ———— ◆◆◆

卧薪，睡的是刺身的柴草；尝胆，吃的是苦味的胆汁。刻意把自己安排在这样的环境里，肯定可以激发起拼搏之气、自强之志、成功之心。卧薪尝胆，是我们祖先"成于忧患"思想的体现。在社会安定、科学发达、物质丰厚、生活富裕的今天，树立这种思想、这种意识，对于继续保持和发扬艰苦奋斗、拼搏不息的精神是非常重要的。

❧ 苦口健身心

把苦味用于对感官的刺激，是古人对它认识和运用的基础。运用胆汁的特殊苦味，更是人们认识水平的升华。胆汁是胆的分泌物，因其主要成分是胆汁酸和胆色素，故味苦，色黄绿。其主要功能是参与饮食物的消化过程，增加肠蠕动，帮助饮食物的消化吸收，对于脂溶性食物，如胡萝卜素类、维生素 K 及铁吸收的促进作用尤为明显，并能加速大便的排泄过程，防止大便干燥。

用动物的胆治病，应用的是胆汁所具有的苦味。动物实验表明，苦味能刺激舌部的味觉感受器，并通过神经反射性地促使胃液的分泌增加，故能使人的胃口顿开、食欲大振。有关专家建议，对于胃口欠佳的人，不妨于饭前 10 分钟先进一点苦味食物，然后再进入正餐，其食量就会有不断增加的可能。特别是在炎热的夏季，不少人因酷暑难耐，加之睡眠不足而产生饮食不香的感觉，如能有目的地安排一些苦味食品进行有效的调节，对于改善人们的不正常饮食状况和补充由于出汗过多造成的机体过度消耗肯定是有益的。不少苦味食物还具有清热解毒或轻泻利水作用，这对降温防暑和排除机体的毒素也非常有利。这种食法，符合中医苦入心，心主夏、主火的理论，经几千年的生活和医疗实践证明是正确和行之有效的。

❧ 苦胆是良药

把胆作为药物，我国历代本草中都不乏记载。其中对猪胆的运用记述最详。它味苦性寒，有清热、润燥、解毒之功，常用于热病烦渴、咳嗽、便秘、黄疸、哮喘、泄泻、痢疾、疮痈和一些耳鼻喉科炎症的治疗。李时珍用"寒能胜热，滑能润燥，苦能入心"三句话总结出了它的药用特点，这与现代药理研究证实的它具有镇咳、平喘、消炎、抑菌、抗过敏等的原理完全一致。古人用猪胆治病的案例居多，如《伤寒论》中治疗痢疾烦渴、脉微欲绝的白通加猪胆汁汤，治疗阳明热盛、大便硬结的猪胆汁导法；《备急千金要方》中治疗伤寒斑出的猪胆汤；《圣济总录》中治疗口干无津的猪胆煎；《鸡峰普济方》中治疗目生翳膜的猪胆膏；《小儿卫生总微论方》中治疗癫痫抽搐的猪胆半夏丸等，都是猪胆对人类健康贡献的实录。现代临床也有不少运用猪胆治病的成功案例，如有用其预防白喉的，对 2046 名儿童的治疗结果证明，总有效率达 100%，无一例发病的。治疗百日咳的，1215 例病例中，总有效率在 62%～97% 之间。治疗急性传染性肝炎的，3 天后消化道症状改善，7 天后食量大增，1～2 周内黄疸指数恢复正常。治疗急性肠炎、菌痢的，总有效率都在 90% 以上。治疗慢性气管炎的，总有效率也在 50% 左右。治疗单纯性消化不良、产科术后感染、砂眼、化脓性中耳炎、大便不通的，也都有比较理想的疗效。

除猪胆外，几乎所有动物的胆都可以作为药用：如牛胆治风热目疾，羊胆治肺痨咯血，狗胆治跌打损伤，鸡胆治百日咳，鹅胆治痔疮有核，老鼠胆治青盲、雀目，青鱼胆治痰涎壅盛，鲛鱼胆治喉闭不开，鲤鱼胆治目赤肿痛，鲫鱼胆治疳疮、阴疮，鳢鱼胆治白秃、疥疮，乌龟胆治痘后目肿，乌蛇胆治痰迷心窍，青蛙胆治肺炎高热，蟾蜍胆治气管炎，蛤蟆胆治失音不语，鹿胆消散肿毒，刺猬胆治肠风便血，野猪胆治汤火烫伤，熊胆治惊痫瘛疭，獭胆治结核瘰疬，狐胆治心气冷痛等。其他如鸭胆、乌鸦胆、蝮蛇胆、鲩鱼胆、甲鱼胆等，也都分别具有不同的药用功能。牛胆中的结石入药称"牛黄"，更是药中的珍稀之物，它具有醒脑开窍、安神定惊、平痫止抽、清热解毒等功能，临床上的不少危急之证非它难攻，常见的中成药牛黄散、牛黄膏、安宫牛黄丸、牛黄竹沥散、牛黄解毒丸、牛黄上清丸、至宝丹、六神丸、大活络丹等都是它的杰作。

相关链接

需要指出的是，近年来不少地区以生喝蛇胆汁、甲鱼胆汁为时髦的，这其实是不科学的行为。其一，动物胆汁中有一种成分稳定的有毒物质，在一般状态下不易被分解，超量食用有中毒的危险；其二，动物体内（特别是水产类）含有包括华支睾吸虫、绦虫、囊虫、肺吸虫、旋毛虫、棘颚口线虫、阔节裂头绦虫、喉兽比翼线虫、舌形虫等在内的大量寄生虫，据我国科研人员的研究发现，其种类多达86种，食用者有可能会被感染。科研人员通过对以小杂鱼为食的猫进行解剖后看到，其肝脏中的寄生虫有1000多条。过去几年中，这些寄生虫感染性疾病在我国

29个省、自治区、直辖市内都有发生，全国累计感染人数在4000万人以上。其中在有生食习惯的地区和喜欢生食的人群中发病率最高，也有因此而造成死亡的。

以毒攻毒

🎧 扫码听书

成语探源 ■—▯

源出宋代的一些著作，如罗泌的《路史·有巢民》中有"劫痼攻疾，巴菽阻葛，犹不得而后之，以毒攻毒，有至仁焉"的话；周密的《云烟过眼录》中有"骨咄犀，乃蛇角也。其性至毒，而能解毒，盖以毒攻毒也"的话，二者说的皆是以毒药来治疗毒疮的事，都是直接谈医论药的。克勤的《园吾佛果禅师语录》中说的"以言谴言，以机夺机，以毒攻毒，以用破用"和宗永集《宗门统要续集》中说的"以毒攻毒，以楔出楔，还他睦州老汉始得"的话，虽然都带上了政治色彩，但都是前者说法中本意的引申。

✿ 养生启示 ◗◗◗

其实，在早于宋若干年之前的唐代典籍中就有了运用以毒攻毒方法的实例：如柳宗元在《捕蛇者说》一文中就记有"腊之以为饵，可以已大风、挛踠、瘘疠，去死肌，杀三虫"的事，是对永州毒蛇治疗多种疾病功能的记载。唐代另一位官吏张鹭，在他的《朝野佥载》中已记有用毒蛇治病的故事："陕西商县有人患麻风病，被家人所逼，搬到山里筑茅屋而离群独居，有乌蛇坠酒罂中，病人不知，饮酒渐瘥，罂底见蛇骨，方知其由也。"他们虽没有创造出"以毒攻毒"的名词，却实实在在是我国历史上对"毒疗"方法运用较早的见证。

"毒药"往事

从源头上考，对"以毒攻毒"原理的认识和运用，最早是出现于医药行业的，是我国先民们聪明智慧在中医药学上的体现。我国现存最早的医学典籍《黄帝内经》中，已有应用这一方法的间接论述；最早的药物学专著《神农本草经》里，则更详细地阐释了用毒药疗疾的原理；诞生于公元10世纪的天花"痘接种法"，是这一方法运用上的里程碑，开创了人类预防接种、抗生素研制和现代免疫学发展的先河。就是后来的诺贝尔勋章上，也灌注了中国先人们的心血。成名于18世纪的"抗毒素免疫疗法"的发明人贝林，之所以能够成功地从动物身上提取出抗毒素血清，正是在其通晓中国"以毒攻毒"理论的日本友人北里柴三郎的明确提示下才得以完成的。从1891年12月他在德国勃里格医院第一次以"以毒攻毒"的方法成功试用于人体开始，白喉的死亡率就出现了显著的下降，以至后来成为能使儿童产生自动免疫能力的有效制剂，使儿童终生不得此病。1901年，这位被誉为免疫学，尤其是血清治疗方法创造人的贝林站在了斯德哥尔摩卡罗琳医学院的领奖台上，人类历史上第一顶诺贝尔生理与医学奖的桂冠无愧地戴在了他的头上。人们在赞颂贝林伟大功绩的同时，或许还不会忘记中国人为发明"以毒攻毒"方法所付出的代价及其贡献。

如今，"以毒攻毒"疗法已成为世界范围内医学界共同看重的方法，并且被广泛运用于一些毒病、大病、危病、急病、重病、难病、顽固性疾病的治疗中，逐渐显示出它可观的前景。以毒攻毒，是以药之毒攻病之毒。毒这玩意儿，终究不是好东西，要合理地用、科学地用，千万不能用乱了、用滥了、用错了。人命关天，慎之！慎之！！

形形色色的"毒"

以毒蛇的毒素攻毒，早已超出了传统的用法，开发出了治疗脑血栓、心脑血管病和恶性肿瘤的新途径。蛇的主要药用成分是蛋白质、多肽、多种酶、神经毒、血液毒、混合毒，用它制造的抗蛇毒血清具有良好的止痛作用，且能挽救蛇伤病人的生命。蛇毒制成的多种生物制品，分别对治疗三叉神经痛、坐骨神经痛、小儿麻痹后遗症、关节炎、癫痫、静脉血栓栓塞、冠心病、心血管病等都有满意的效果。

更有意义的是，蛇毒治癌的效果越来越引起人们的注意，我国用蛇毒制成注射剂对早期消化道癌肿进行治疗，总有效率达 70% 以上；用蛇毒制成的胶囊口服，可以缓解、减轻癌肿患者的症状，增加食欲，缩小肿块，对晚期病人有明显减轻痛苦的作用，总有效率也可达 70% 左右。

以蟾蜍毒素攻毒，也已从传统的治疗发背恶疮、阴疽瘰疬、癥瘕癖积、水肿臌胀中走出了新路，发展到对白喉、慢性气管炎、炭疽病、腹水、麻风病和恶性肿瘤的治疗。

蜘蛛毒素的运用更显出火暴局面，脑出血、癫痫、类风湿性关节炎、支气管哮喘、结节性红斑、荨麻疹、胆绞痛、偏头痛、过敏性鼻炎、过敏性紫癜、美尼尔综合征等都是它主攻的对象。

河豚毒有明显的止痛作用，用于肌肉伤、关节损伤、汤火烫伤、跌打损伤都有良好效果，比杜冷丁、吗啡优点多。它的镇静、麻醉作用也比较可靠，麻醉效果是普鲁卡因的 16 万倍。

斑蝥毒是我国作为药用历史最长的一种毒药，是甲虫中毒性最大的虫类，具有的蚀疮、活血化瘀、抗癌作用正受到世界范围内的普遍关注。

中药中剧毒的砒霜，对血癌（急性早幼粒细胞白血病）、胰腺癌、胃癌、肝癌、B 细胞性淋巴瘤等的治疗显示出肯定的疗效。我国医务工作者应用砒霜的提取物亚砷酸注射液治疗血癌的总有效率达到 91%，创造了使患者存活 26 年的纪录，震惊了世界。

用蚂蚁毒治疗风湿性关节炎、用蜂毒治疗支气管炎、用海洋动物毒治疗艾滋病……还有蜈蚣毒、蝎子毒、毒蛙等，都被派上了不寻常的用场。这些被现代科学统称为"生物毒"的毒药，在治疗令人们头痛的顽症、绝症中显示出了强大的优势。当怪不怪，其实它们大多都是中国先人们成功运用了几千年的中药！

相关链接

说起毒蛇，有不少人毛骨悚然。据试验，蛇的1滴毒液足可使比人体大若干倍的大象丧生。但是，世上竟有不怕毒蛇、并且以自己的血毒死了毒蛇的人，真乃奇闻一桩。此人名叫格兰，是美国匹兹堡某厂的工人。有一天他上夜班经过一片草地时，被剧毒的响尾蛇咬伤。谁知被毒蛇咬的格兰却安然无恙，而那条毒蛇爬行了几步后反而突然死掉了。据医院检查分析，在接触氰化物的工厂里工作了20多年的格兰，体内缓慢地积蓄了浓度较高的氰化物。毒蛇在吸他的血时，就被他血液中的氰化物毒死了。这真是一物降一物，氰化物之毒性更胜于蛇毒啊！